자율진동법

자율
진동법

윤청

사단법인 자율진동협회 총재
한국 역사를 빛낸 인물 등재 초능력 1호

도서
출판 **답게**

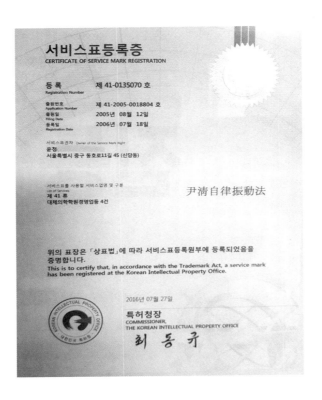

일러두기

이 책은 본 출판사가 1997년 발행한 《자율진동에 의한 장뇌혁명》을 골격으로 증보한 내용입니다. 이전에 발간된 《기적의 자율진동 건강법-영진닷컴》, 《기적의 자율진동법-한언.com》, 《기적의 자율진동법-한언》, 《윤청, 기적의 자율진동법-한언》 등의 저작물들은 저자 윤청(사단법인 자율진동협회 총재)의 이번 통합 증보판 출간으로 이후, 본 저서의 무단 전재나 무단 복제를 금지해 줄 것을 알려드립니다.

자율진동 건강법의 통합 증보판을 내며

윤 청

사단 자율진동협회 총재
법인 한민족 윤리회의 총재

　수십 년간 자율진동법을 연구하면서 터득한 것은 인간에게 주어진 수명, 125살을 지켜내기 위한 인체 내면 스스로의 작동 기능과 자율적 의식 체계의 출발에 있습니다.

　많은 사람들이 오늘날의 현대병을 앓고 있는 가운데 수명은 늘어 났습니다. 갖가지 원인들을 의학계·과학계·정신계에서 밝혔지만 사람들은 모두 하늘의 뜻이라고만 생각해 왔습니다. 정말 하늘의 뜻일까요?

　필자에게는 불가사의한 초능력과 예지력이 있습니다. 인도의 요가라든지 태권도의 기압술, 격파술도 뇌간의 힘으로 신념을 세워 훈련을 하면 초능력을 발휘할 수 있다고 봅니다.

특히 이번 출판 기획은 (사단법인)자율진동협회 광주지부 회원님들의 치유체험사례 모음집을 덧붙여 엮어냅니다. 독자 여러분의 격려와 성원으로 희망이 넘치는 복된 환경을 이루는데 이 생생한 체험의 사례집은 놀라운 지침서가 될 것입니다.

생명을 좌우하는 효소와 에너지의 동력 발전소, 미토콘드리아 세포가 건강하면 수명이 늘어난다고 현대 의학은 전하고 있지만 자율진동법 측면에서 보면 차이가 있습니다. 우리 몸의 사령탑인 대뇌 신피질이 충격과 과로 그리고 심한 스트레스로 인한 조절의 한계로 수명이 단축된다고 보는 관점입니다.

주어진 125살의 인간 수명을 지키려면 신피질을 안정, 휴식을 취하게 하고 고피질을 부활시켜 생명력의 원천인 뇌간을 윤활하게 회전 시키고 건전하게 조절해야 할 것입니다.

많은 건강법이 대세를 이룹니다. 현대 의학, 기능 의학, 자연 의학, 통합 의학, 대체 의학 등이 있지만 새로운 학문처럼 보이는 정신활동을 기초로 하는 대뇌 신피질 활용 방안이 대두되고 있는 실정입니다.

논리와 사고를 관활하며 생리작용과 자가치유능력을 관장하는 뇌간과 고피질을 활용하여 대뇌 신피질을 무의식 상태에서 자연적 파동에 따라 몸을 움직임으로 위축되었던 과도한 스트레스 등을 안정시키는 운동법이 바로 자율진동법입니다.

반세기 가까운 시간 속에서 독자들이 자율진동법을 좀 더 쉽게 이해하고 접근할 수 있도록 최선을 다해 집필했습니다. 특히 자연치유와 자율진동법의 상관관계를 규명했고 구체적으로 상세한 해설 과정을 설명했습니다.

오래전 저자는 뇌간의 힘으로 초능력을 발휘한 적이 있었습니다. 끊어진 전깃줄에 전력이 통한 일과 범인이나 간첩을 발견해 수사기관에 통보했던 일들이 모두 예지력을 발휘한 것이라 생각됩니다.

대선 때가 되면 숱한 점성가들이 예언을 내놓곤 합니다. 저자는 언론에 공개하지 못하지만 광대무변한 정신력과 우주의 파동 원리에서 발생하는 초능력의 안목으로 2012년 12월의 대선에서 여성 대통령이 탄생하리라는 예지를 공개하고 싶지만 참고 있습니다.

오래전 독일의 비엔나 병원에서의 일이 생각납니다. 의사들에게 한국의 자율진동법 강의와 체험을 시행했을 때 탄성과 기적이 일어났습니다.

의사들의 건강상태는 생각보다 심각한 수준이라는 사실을 알게 되었습니다. 세계 여러 나라에서도 건강을 지키는 분들이 한국의 자율진동법에 관심이 확대되어 필자는 더욱 더 용기와 힘을 얻게 되었습니다. 125세까지 건강 지키며 살아야 할 필자의 꿈은 자율진동법이 뇌 생리학의 총체적 결정판으로써 국내뿐 아니라 전 세계적으로 전파되어 인류가 건강과 행복을 영위할 수 있게 되기를 바라는 마음입니다.

몸도 마음도 약해진 현대인에게 필자의 끊임없는 열정을 쏟아부어 누구나 손쉽게 혼자서도 자율진동법을 익혀 나가며 그리하여 건강과 행복을 찾기를 다시 한번 바라는 마음으로 이 책을 썼습니다.

그동안 자율진동법의 이론을 체계화시키는 데 많은 도움을 주신 분들에게 무한한 감사를 드립니다. 또한, 이 한 권의 책이 질병으로 고생하는 모든 사람들에게 희망을 주고 밝은 삶의 지평을 열어 새로운 인생설계를 시작하는 자율진동 건강법이 되기를 소원합니다.

2016년 가을

윤 청

스스로 아픈 곳을 향하는 손길

윤 창 국

(전 고려대 교수 · 한국기초과학 연구원)

윤청 선생은 많은 사람들의 건강을 지키기 위해 연구하고 노력하는 명실상부한 대가이시다. 항상 겸손하고 인간적이며 다정다감한 인격과 미색을 갖춘 신사임당 같은 분이시다.

내가 처음 윤청 선생을 만났을 때가 《장뇌혁명》이라는 자율진동 기공법 책을 읽고 선생의 전문지식과 식견에 무척 놀랐다. 세계 최초로 특허청에 자율진동법으로 등록했고 고생스럽던 병마에 시달리던 사람들이 건강을 되찾는 것을 본 후 본인도 자율진동법에 심취해 건강을 유지하게 된 것이 선생과의 인연이었다.

특히 현대 의학이 인체에 미치는 부정적인 화학 반응으로

악영향을 초래하는 문제가 대두되는 가운데 자율진동법은 몸
속에 있는 자연 치유력을 활성화시켜 인류 최고의 건강법이 된
것을 확신한다.

　　웰빙의 최고 방법으로 어느 장소에서나 간단히 배울 수 있고
획기적인 치유방법과 운동방법으로 누구나 병마에서 벗어날
수 있고 건강을 유지할 수 있어 얼마나 다행인지 모른다.

　　본인이 체험해 본 자율진동법이 인류 건강을 책임질 수 있다
는 확신을 기초과학 연구원으로서 많이 느껴 감탄을 금치 못해
자율진동법을 감히 추천하면서 전 세계인의 건강과 난치병, 불
치병에 시달리는 환자들에게 희망의 메시지가 되기를 바란다.

자율진동의 과학적·철학적 의미 및 효과에 대한 재조명

권 기 헌
(성균관대학교 국정관리대학원장)

▎자율진동 : 육체와 마음의 통합

자율진동은 우주의 파동원리를 이용한 〈건강법〉이면서 〈수행법〉입니다. 누구나 손쉽게 접근하여 자기 건강을 실현할 수 있는 〈국민건강법〉이며, 자신의 아픈 영혼의 상처를 치유하고 더나아가 영혼을 상승시켜 아름다운 영혼으로 완성시키는 〈정신수행법〉입니다. 아름다운 지성과 풍요로운 감성과 빛나는 영혼을 지닌 인격을 우리는 〈전인全人〉이라고 부릅니다. 자율진동법은 적게는 자신의 육신을 치유하고, 크게는 빛나는 영혼으로 승화시키는 〈전인교육〉에 해당되는 건강법이며 수행법입니다.

건강한 육체와 풍부한 감성 그리고 빛나는 영혼을 지니려면

의식, 잠재의식, 무의식을 하나로 통합하는 수행법이 필요합니다. 몸과 마음의 통합, 우리의 육체와 정신의 통합. 이것은 매우 중요한 테마입니다. 우리는 우리의 몸과 마음이 하나라는 것을 알고 있지만, 실제로 내면에서 심신일여가 되는 길을 잘 알지 못하고 있습니다. 몸과 마음이 진정으로 통합되려면 우리 몸에 존재하고 있는 60조가 넘는 세포 하나하나가 그리고 그 속에 깃든 정신이 모두 일깨워져야 합니다. 그 차원까지 내려가게 되면 몸이 정신이고 정신이 곧 몸이 됩니다. 육신의 거친 파장을 넘어서 우리 자율신경 저 깊은 속에 있는 잠재의식과 무의식의 영역으로까지 우리의 정신이 확장되어 몸과 마음이 하나가 된다면, 그 차원에서는 몸이 곧 정신이고 정신이 곧 몸이 됩니다. "밖에서 구하지 말라"는 지혜로운 선인들의 가르침이 있었는데, 이는 곧 우리 몸에 존재하고 있는 빛의 신경망과도 같은 자율신경망에 대한 입체적 이해를 토대로 영적 수행을 내면으로부터 성취해 나가야 한다는 것을 의미합니다.

▌ 자율신경에 대한 완전한 주권의 회복

우리 몸의 자율신경에 대한 완전한 주권의 회복, 현재의식에서 일어나는 번뇌들을 모두 버리고 잠재의식과 무의식권으로까지 내려가 우리 정신의 깊은 곳에 존재하는 우리의 신성과의 만남. 이것이 자율진동의 영성적 접근법입니다.

우리의 인체는 우리의 의지작용으로 명령이 가능한 행동이 있는가 하면 우리의 의지작용의 명령을 벗어난 영역이 있습니다. 우리 몸의 자율신경과 체온조절 그리고 소화 기능과 호르몬 조절과 같은 대부분의 자율신경 행위들은 우리 두뇌의 대뇌 신피질에서 관장하는 현재의식의 명령이 통하지 않습니다. 그것은 오직 대뇌 신피질을 넘어서서 대뇌 구피질 그리고 뇌간이라고 하는 생명 에너지의 근원까지 들어가 우리 세포의 근원을 일깨우는 방법을 통해서만 개발과 조절이 가능하게 됩니다. 그것은 우리 몸에서 우리가 잃어버렸던 내장과 호르몬, 자율신경에 대한 주권회복의 길입니다.

▋ 자율진동의 과학적 이해

인간의 뇌는 신피질, 고피질, 뇌간 등 3단계의 기능적 구조로 구성되어 있으며, 그 각각은 인간 정신의 발전과 생명력 보전을 위해 활동하고 있습니다.

신피질은 인간 고유의 정신현상인 5감, 인식 · 이해 · 지각 · 사고 · 분석 · 창조 · 의도 등의 기능을 갖고 있으며, 의식이 깨어있을 때는 촌극의 빈틈도 없이 인류의 성장에 기여하고 있는 기관입니다.

다만 신피질의 활동에는 한 가지 모순이 있는데, 그것은 인식, 이해, 지각, 사고, 분석 등 이성과 지성의 총본산이고 인류를 영장으로까지 끌어올린 창조적 기능의 신피질이 인간에게 있어 가장 중요한 에너지의 본체인 생명력과는 아무런 관계가 없다는 사실입니다. 신피질은 주로 신체의 외부에서 일어나는 현상과 연결하여 인간을 보호하고 발전시켜 나갈 뿐, 신체의 내부와는 무관하다는 것입니다. 즉, 신피질은 인체의 생명력을 좌우하는 내부의 장기에서 일어나는 일은 전혀 모를 뿐 아니라, 이를 지배 조정할 아무런 능력도 가지고 있지 못합니다.

　　고피질은 동물 뇌라고도 하며, 4억 년 동안 긴 세월을 퇴화하지 않고 있는 본능의 뇌입니다. 고피질은 평시에는 신피질의 과도한 흥분과 억압으로 인해 발휘되지 못하나, 위급한 상황, 존망의 위기 시에는 뛰어난 대처능력을 발휘하고, 식욕, 성욕, 군거욕 등 생명의 기본활동을 관장합니다. 또한, 노여움, 공포, 죄책감 등 감정적인 부분에도 관여하며 인간의 생명력을 강건하게 실현시키는 것이 주목적입니다. 그리고 신피질과 뇌간의 중간자 입장에서 양자에 적절히 반응하고 있으며 신피질이 너무 느슨해지면, 인간의 기본으로부터 이탈하여 범죄의 원인이 되기도 합니다. 고피질은 신피질의 52개 영역이 통일되어 안정시 정상적인 활동을 하게 됩니다.

　　뇌간은 파충류 뇌라고 지칭하기도 하며 호흡, 생식, 순환,

소화, 자기치유 등 생명력 발현에 중추적인 작용을 하고 있습니다. 뇌간은 파충류 등 하등동물들에도 있는데, 이들에게 정신은 없습니다. 다시 말하면 대뇌 신피질이 정신, 즉 의식작용을 하는데 반하여, 이 뇌간은 완전 무의식입니다. 신피질이 플러스(+)라면 뇌간은 마이너스(−)로 음양의 관계에 있습니다.

우리의 몸에는 우리가 마음대로 할 수 없는 두 개의 독립영역이 있는데, 그 하나는 내장 기능이고, 다른 하나는 호르몬 기능입니다. 이 두 개의 영역은 대뇌 신피질의 지배를 받지 않고 독립적으로 그 현묘한 생명 상태를 영위하고 있는데, 그 자율신경의 중추는 뇌간입니다. 뇌간은 간뇌(시상과 시상하부), 중뇌, 橋, 연수로 길게 연결되어 대뇌의 한복판에 파묻혀 있는데, 이 뇌간은 각 부분의 맡은 바 임무가 각각 다르지만, 내장과 호르몬 기능을 자율신경을 통해 통솔하는 등 우리의 전체적인 생명현상을 맡고 있는 생명의 중추입니다. 따라서 자율신경의 회복을 통해 인간의 전체적인 생명력을 완전하게 복원하고 인간의 존엄한 생명력을 발현시키기 위해서는 신피질을 안정화시키는 동시에 뇌간의 기능을 활성화시키는 정신 건강법이 필요하게 되는데, 여기에 자율진동법이 지니는 신묘한 이론적 근거가 있습니다.

뇌간에는 신경세포의 작은 네트워크가 가지 모양으로 뻗어나와 그물코처럼 되어 있는 곳이 있습니다. 그곳이 바로 뇌간의 그물활성계(RAS: Reticular Activating System)인데, 이 RAS의 기능은 자율신경계의 뇌 시스템과 깊은 관계가 있습니다. 자율신경계에는 생각을 실현하려는 자동목적달성장치가 있어 뇌에 필요한 정보가 입력되면 자율신경은 생각을 행동으로 옮기는 기능을 합니다.

즉, 자율진동법을 통해 뇌간의 활성화를 극대화하게 되면 자기 육체의 나쁜 곳을 자발적으로 치유하는 건강차원의 효과가 있을 뿐만 아니라, 우리 두뇌의 자동목적달성장치에 의해 자신이 목표한 대로 자신의 꿈과 비전을 실현시켜주고, 더 나아가 두뇌가 개발되고 의식이 각성되어 고양되는 수행차원의 효과를 가져오게 됩니다.

▌ 자율진동과 건강 l : 자율진동과 인체

인체는 약 60조 개의 세포로 구성된 세포 조합체이며, 그 본질에는 정신이 있습니다. 그런데, 세포의 특징적인 면에서 보면 세포는 수용체라는 것을 갖고 있다는 것이 밝혀졌는데, 세포의 수용체는 인체의 입과 귀의 역할을 하고 있습니다. 수용체는 세포당 평균 250개~500개 정도를 갖고 있습니다.

혈액은 폐로부터 산소공급을 받고 간으로부터 영양분을 공급

받아 인체의 구석구석 세포를 돌며 산소는 주로 머리 부분에 내려놓고 기타 영양분은 각 세포에 전달하는 임무를 수행합니다. 혈액이 돌며 세포에 영양을 공급하는 방법은, 예를 들어 비타민 C의 형태가 ▲라고 한다면 혈액이 혈관을 돌다가 어떤 세포에 다다르면 세포의 수용체가 ▲으로 변하여 필요한 양만큼 적당하게 공급하는 작용을 합니다. 그런데 내부 혹은 외부적인 영향으로(예컨대 스트레스와 같은 충격으로 인해) 세포가 기능을 못하게 되면, 세포의 수용체가 40~50개 정도로 줄어들게 되는데, 이때 자율진동을 통해 자극을 주게 되면 잠자는 수용체가 깨어나 정상적인 활동을 하게 됩니다. 자율진동법은 이처럼 비정상적인 상태에 있는 세포를 흔들어 정상이 되게 함으로써, 인체의 균형을 유지해주는 매우 과학적인 수련법입니다. 예를 들어 당뇨병의 경우 췌장에서 당을 생산하는 α(알파)세포와 인슐린을 생산하는 β(베타)세포가 있으며, 양 세포의 생산을 적절히 통제하는 δ(델타)세포가 있습니다. 그런데 이 센서가 역할을 하는 δ세포가 비정상이면 당을 과다 생산한다든지 인슐린을 적절히 생산치 못하게 되어 발생되는 병이 당뇨병인데, 자율진동을 하게 되면 뇌간에서 자율신경계통을 따라 비정상적인 δ세포를 정상으로 되돌려 주기 때문에 당뇨병이 회복되는 것입니다.

❚ 자율진동과 건강 Ⅱ : 자율진동과 현대질병

　인간은 바이러스성 질병에 걸리면 지금까지 주사나 의약을 투여하는 의료행위로 인해 치료를 해 왔지만, 사람의 정신적인 스트레스로 인해 생기는 대부분의 심인성 질병에 대한 예방 의학과 이로 인한 인체의 면역계를 강화시키는 일에 대해서는 많이 무지해 왔거나 침묵해 왔습니다. 교감신경과 부교감신경의 부조화로 인한 질병, 그리고 정신의 부조화가 먼저 촉발되어 일으킨 질병에 대한 인과관계 경로의 규명에 대해서는 앞으로 많은 노력이 기울여져야 할 것입니다. 불같은 화를 내거나 성급하거나 불안하고 초조한 데서 오는 아드레날린계의 독성 호르몬 과다 분비로 인한 스트레스 그리고 그로 인한 면역계의 저하에 대해서도 앞으로 많은 규명 노력이 필요할 것입니다. 이제는 많은 의학자들이 이러한 경로의 자연 의학에 대해서 많은 강조를 하고 있고 상당한 공감대가 형성되어 가고 있는 걸 볼 수 있습니다. 예컨대, 일본학자 하루야마 시게오가 쓴 뇌내혁명 1, 2, 3; 역시 일본학자 사토 도미오 박사가 대뇌생리학을 토대로 제시한 우리 몸의 자동목적달성장치(행운을 부르는 인간형) 그리고 미국 하버드 의학 박사의 디팩 초프라가 몰고 온 자연 의학의 강력한 돌풍 등을 들 수 있다.

　자율진동은 인간이 스스로의 질병을 치료할 수 있는 매우 과학적인 건강법이다. 자율진동학의 가장 기초적인 원리는 첫째, 인간의 내면에 잠들어 있는 정신이라는 것을 어떻게 활성화시켜 치유에 접근시키느냐 하는 것입니다. 또한, 인간 두뇌의 3단계(대뇌 신피질, 고피질, 뇌간) 구조 안에 있는 신피질을 안정시키는 것입니다. 이는 우리의 신피질은 단순 반복음이나 리듬으로 쉽게 안정된다는 원리를 이용하는 것입니다. 대뇌 신피질의 52개 영역 중 청각을 제외한 모든 영역을 안정시키게 되면, 대뇌 고피질과 뇌간의 영역으로 내려갈 수 있게 되는데, 그러면 우리의 생명력을 담당하고 있는 뇌간(Brain Stem)에서 호르몬과 자율신경을 적절하게 조절하여, 우리 신체 곳곳에 부족한 것은 더 보내고 과한 것은 줄이며 굳은 것은 풀어주고 막힌 것은 뚫어주어 치유를 하게 되는 것입니다.

▌ 자율진동과 수행정신 : 긍정적 자아상의 정립과 확고한 신념

자율진동을 수행함에 있어 가장 중요한 것은 긍정적 자아상의 정립과 확고한 신념입니다. 우주는 입자와 파동들로 고동치는 에너지의 율동으로 이루어진 세계이며, 우리의 몸과 마음도 그 본질의 파동으로 이루어진 에너지의 장이기에 자율진동을 통해 뇌간의 생명에너지를 활성화시키는 자율진동은 매우 중요한 의미를 지닙니다. 하지만 자율진동은 순수하고 고결한 영적 에너지와의 소통 없이는 결코 도달할 수 없는 신비의 세계입니다. 그것은 인간의 탐욕과 시기와 분노에서 해방되어 우주에 대한 바른 신념의 확립과 정신통일의 경지에 올라 대뇌의 신피질을 안정시키고 고피질의 잠재의식을 일깨워 뇌간의 생명 에너지를 부활시키는 과정이기 때문입니다. 따라서 자율진동 수행자는 긍정적 자아상의 정립과 하면 된다는 확고한 신념을 가지고 정신 건강에 임해야 할 것입니다.

우리의 일상생활은 습관이 쌓여서 만들어집니다. 새로운 습관을 몸에 익히려면 낡은 습관이 몸에 뱄을 때와 마찬가지로 어느 정도의 시간이 걸립니다. 새로운 습관은 꾸준함, 자리 잡음, 자신감, 확신이라는 과정을 거쳐야 비로소 내 것으로 체화됩니다. 어떤 사고를 습관화하려면 여러 번 생각하고 말로 표현하고 글로 써서 몸 안에 프로그램처럼 저장해야 합니다. 여기에는 일정 기간의 꾸준함이 필요합니다. 여러 번 되풀이하는 동안 〈한다〉〈해야 한다〉〈하면 된다〉라고 하는 마음이 싹트게 되고 비로소 새로운 생각이 자리를 잡게 됩니다. 이러한 변화를 실감했을 때 '이번에도 잘 된다', '할 수 있다'라는 감정이 끓어오르게 되는데, 그것이 자신감입니다. 자신감이 뒷받침되면 '잘해야지'하고 의식하지 않아도 자동적으로 몸이 움직입니다. 힘을 들이거나 긴장하지 않아도 지금보다 더 수준 높은 일을 하는 자신을 발견하게 됩니다. 이때는 확신이라는 단계에 도달했다고 생각해도 좋은데, 새로운 습관은 이러한 과정을 거쳐 무의식적인 습관으로 뿌리내리게 됩니다.

꾸준함, 자리 잡음, 자신감, 확신이라는 단계를 바탕으로 새로운 습관을 만들고 긍정적인 자기상을 만들어 가는 과정에서, 자율진동의 이론적 원리를 통해 정신의 궁극적인 미립자의 영역까지 도달하여 우리의 몸과 마음을 해방시키겠다는 강한 신념과 열정을 갖는 것이 매우 중요합니다. 건강과 수행에 대한 강한 확신과 신념으로 임한다면, 자신의 건강과 정신의 완전한 조화상태에 도달하여 참다운 행복을 찾을 수 있을 것입니다.

▌자율진동의 참다운 의미

※ 자신감 회복

자기 자신의 중요성을 알지 못할 뿐 아니라, 자신이 세상에 태어난 커다란 의미를 모르는 채 사회적 환경의 노예가 되어 살아가는 무기력한 나를 힘차고 당당하며 자신감 있게 살 수 있도록 변화시켜 줍니다.

우리의 일상생활은 습관이 쌓여서 만들어지는데, 긍정적이고 좋은 습관을 많이 가진 사람일수록 육체적이나 정신적으로 그리고 사회적이나 영적으로 더욱더 건강합니다. 긍정적이고 새로운 습관은 꾸준함, 자리 잡음, 자신감, 확신이라는 과정을 거쳐야 비로소 내 것으로 체화되는데, 이러한 단계를 바탕으로 새로운 습관을 만들고 긍정적인 자기상을 만들어 가는 과정에서, 자율진동은 새롭고 긍정적인 자아상을 만들고 자기 자신의 육체와 정신에 대한 진정한 자신감 회복을 시켜주는 매우 효과적이고 과학적인 정신 수행법입니다. 우리의 육체와 신경세포 속에 섬세하게 깃든 정신적 요소 하나하나에 이르기까지 자신감을 회복시켜 줌으로써 학생들의 두뇌 개발은 물론 그동안 인생을 자신 없게 살아왔던 사람들까지도 그 원리를 깨닫고 활기 있고 진취적인 삶을 영위하게 도와줍니다.

※ 자신의 내부에 존재하는 창조주(불성) 발견

인간의 육체라는 것은 세포 → 분자 → 원자 → 원자핵(양성자, 중성자)과 전자로 되어 있으며, 결국 에너지라는 결론을 얻게 됩니다. 그러나 인간은 이런 물리적인 에너지로만 만들어진 존재가 아니며, 소우주인 인체에는 물질과는 다른 생명적인 정신이라는 것이 있는데, 자율진동 수련을 하게 되면 이 정신이 바로 자신을 창조하는 신성임을 알게 되고, 더 나아가 내 스스로가 곧 신성과 동일시됨을 느끼며 보다 더 열린 마음으로 살아가게 됩니다. 자율진동을 통해 육체와 정신이 통합되고, 몸과 마음이 새털처럼 가벼워져서 심신일여를 체험하게 되면, 내 안의 더 큰 나를 발견하게 되고, 자기 안의 사랑 에너지의 충만을 체험하게 되어, 보다 더 열린 마음으로 주변 사람들과 사랑을 나누는 삶을 살 수 있습니다.

※ 자기치유 메커니즘의 발견 (자기사랑)

인체는 몸 안에 자기 스스로 질병을 치유할 수 있는 자기치유 메커니즘이 24시간 1분 1초도 쉬지 않고 움직이고 있는데, 이는 우리의 몸을 정상적으로 유지 시켜주는 결정적인 역할을 합니다. 그러나 현대인들은 이를 알지 못한 채 살아가고 있으며 과학이 발달하면 할수록 불치, 난치병이 늘어나고 있습니다. 자율진동은 이러한 자기치유 메커니즘을 극대화 시켜 자기 자신을 최고의 치유사로 만들며, 자기 생명 에너지에 대한 최고조의 발현으로 자신을 사랑하고, 더 나아가 이웃과 하나 되는 삶을 영위하게 해 주는 영적 수행법입니다.

※ 정신과 육체의 동시 치유

자율진동을 수련하면 자신이 안고 있는 각종 스트레스와 원망, 불안, 초조, 죄책감, 공포심 등이 여러 가지 형태로 해소되는 체험과 육체의 각종 질병을 빠른 시일 내에 호전시켜주는 체계적이고도 과학적인 건강법입니다. 정신작용의 불균형으로 인해 발생되는 각종 스트레스와 원망, 불안, 초조, 죄책감 등은 미리 그 근본 원인을 찾아내어 예방해야 합니다. 현대인의 자율신경 실조로 인한 육체와 정신의 부조화는 사후 치료 차원에서 임시방편식으로 접근할 게 아니라, 사전에 우리가 스스로 우리 몸과 마음의 상태를 알고 최적의 조화 상태를 실현하는 자율건강법을 통해 행복한 삶을 우리 스스로가 가꾸어 나가야 합니다.

※ 장뇌혁명과 정신혁명

우리의 육체와 정신이 둘이 아니듯이, 우리 신체 오장 육부의 자율신경 기능은 모두 두뇌의 명령과 연결되어 있습니다. 즉 두뇌와 신경 그리고 내장 기능이 둘이 아닙니다. 뇌간에 존재하는 생명에너지를 흔들어 일깨워 우리 육체의 오장 육부 내장 기능을 완전한 형태로 회복시키는 장과 뇌의 혁명을 통해 우리의 정신과 의식은 한 단계 더 상승되고 고양될 수 있을 것입니다.

세계의 많은 석학들이 21세기는 정신혁명의 세기가 될 것이라고 예측합니다. 사회나 민족이나 국가의 정신혁명의 인간 개인의 의식혁명으로부터 출발합니다. 육체와 정신을 하나로 통합시켜서 자신의 진정한 의식혁명의 출발점을 제공하는 자율진동은 우리 국민들의 건강과 풍요로운 삶, 그리고 더 나아가 빛나는 의식으로 승화시키는 21세기 〈정신혁명〉의 중요한 시발점이 될 수 있을 것으로 생각합니다.

▌ 자율진동의 참다운 효과

자율진동을 수련하면 몸 세포의 열림이 함께 엄청난 수준의 집중력이 개발되며, 이때 우리의 의식은 깊이 정화되면서 학문이나 창작에서도 많은 영감inspiration과 직관intuition들을 떠오르게 해 줍니다. 조직생활에서도 번뜩이는 아이디어idea나 발상 conception, 혹은 뜻밖의 발견serendipity들을 많이 얻게 됩니다. 즉, 자율진동은 의식의 정화는 물론 엄청난 수준의 집중력, 창의력, 관용의 폭을 증대시켜 주는 효과를 가져옵니다.

첫째, 두뇌의 집중력이 강화될 수 있습니다. 자율진동은 무의식차원에 내려가 한 가지 생각을 집중하는 힘을 기르게 되므로 두뇌의 집중력이 제고됩니다. 이는 몰입沒入의 원리와 같은 이치입니다. 우리의 대뇌 신경세포 속에 한 가지 생각을 각인시키는 힘을 기르게 되면 이 일은 자신의 조직생활이나 학문활동에도 큰 도움을 줍니다.

둘째, 두뇌의 창의력이 증대될 수 있습니다. 한가지 생각을 집중하는 힘을 기르게 되므로 두뇌의 창의력이 제고됩니다. 우리의 대뇌 신경세포의 뉴런과 뉴런들을 연결시키면서 그 영역들 간에 활성화가 밀도 높게 이루어지므로 학생들의 경우에는 학습과 공부에 큰 효과를 보게 되며, 학습 중에 좋은 아이디어가 자주 떠오르고 직관력이 높아져 창의력으로 이어지는 효과가 있습니다.

셋째, 타인에 대한 관용의 폭이 높아질 수 있습니다. 무의식 수련을 통해 한 가지 생각을 집중하게 되면 잡다한 잔 고민 혹은 생각들이 떨어져 나가게 됩니다. 이는 신경세포 속에, 앞에서 설명한 바와 같이, 존재하는 극미의 미립자 차원의 신경전달물질까지 조절할 수 있는 힘을 길러주는데, 마이크로렙톤 Microlepton 수준의 신경전달물질들이 모두 정화되면 우리가 미워하고 원망하는 마음이 우리의 인식에서 점점 더 사라지게 되기 때문입니다.

우리 세포에서 사라진 부정적 파동들은 가소성의 원리(한번 탄력이 붙으면 계속해서 작용하는 관성)에 의해 실체적으로 점점 더 사라지게 되므로, 나중에는 인식과 의식 차원이 아니라 우리의 몸과 세포의 전자기적 상태까지 바꾸게 되어 우리의 몸은 그전의 상태와는 근본적으로 달라져 있게 됩니다. 이는 기전 起電의 변화라고 부르며, 수련이 심화되면 궁극적인 경지에서는 몸의 열림 상태의 변화를 통해 빛의 몸(光子體)을 성취로 이어질 수 있습니다.

현대 의학이 주목한 자율진동법

박 우 현

(독일 동서의학 병원장)

　우주를 구성하는 가장 기본적인 물질로 자기 에너지체인 기(氣, Energy)는 DNA와 같이 모든 의식적 정보를 내포하고 있다.

　정신물리학에서는 진동파의 원리를 우리의 신체뿐만 아니라, 모든 물질은 일정한 속도로 승昇, 강降, 출出, 입入 등의 진동을 통해 통일된 자장 에너지 회로(Unity Magnetic Energy Circuit)의 형태로 파동 하는 자기 생체 전기 에너지(氣) 물질로 보고 있다.

　인간의 두뇌는 그 활동과 상대적 상황에 따라서 일정한 전파를 방출시키는데 이것을 뇌파(腦波, Brain Waves)라고 한다. 이 뇌파는 알파(α)파, 베타(β)파, 시타(θ)파, 델타(δ)파, 감마(γ)파

등으로 나뉘는데, 뇌의 활동이 안정되었을 때는 알파파가 나타나고 참선 명상 등 수련의 경지가 높아질수록 시타파까지 끌어내릴 수가 있다. 이 상태는 외부의 자극에 대한 활동은 현저히 줄고, 주의 집중력이 크게 높아지게 된다. 즉 다른 제4의 의식 상태인 변경된 의식 상태意識에 돌입하게 된다.

표면의식에 해당되는 대뇌피질인 신피질neocortex과 본능적이고 잠재의식인 고피질paleocortex이 합치될 때부터 인간의 잠재능력이 점점 극대화되어진다고 볼 수 있다. 뇌파가 지구의 진동파振動波와 공명 상태를 이루어 지자기地磁氣와 인체의 끊임없는 에너지를 교류하는 가운데서 사람이 갖는 의념意念도 증폭된 기氣와 결합하여 하나의 에너지 형태를 띠게 되는 것이다. 그것이 바로 자율진동 형태인 것이다.

정신 능력의 내재적인 음陰적 기능인 의념은 잠재 능력에 해당하는 뇌간腦幹의 기능으로서 자율진동自律振動의 본질적 기능을 말하여, 사념思念은 이것의 양화陽化된 기능으로서 대뇌피질(신피질)의 생각이라고 본다. 그래서 의념과 기(氣, Energy)를 상호 의존시켜서 의념이 기氣이고 기氣가 의념이 되도록 서로 조화롭게 하나의 통일성을 이루어야 신경조직과 세포조직이 밀접하게 동조 되어 인체는 무한한 힘을 발휘할 수가 있다.

그러므로 정신의 건강을 우선으로 하는 형이상학形而上學적인 견해를 적용시켜 자율진동법自律振動法을 통한 인간 질병의 한계성에 도전하여 치유할 수 있는 방법으로 더욱 거듭나서 세계인들의 건강을 유지시키는데 관건적 요결이 되기를 바란다. 또한, 지난 2003년 8월 2일~8월 12일까지 비엔나에서 실시한 유럽 자율진동 세미나의 성공적인 결과를 축하하고 보다 더 많은 사람들에게 보급시키는 계기가 되시길 바라며 세계 자연치유의 거봉이 되기를 기대한다.

강력한 에너지를 가진 존재

조병완
(한양대학교 공과대학 명예교수)

제가 존경하는 저자 윤청 총재님은 동서양의 탁월한 기(氣) 능력자 중에서도 으뜸으로 꼽힐 정도로 강력한 에너지를 가진 존재로 평가받고 있으면서, 의학상 불가능한 소아마비 아들을 치료하려는 일념으로 동양의학서적과 민간요법에 관한 책을 뜨거운 모성으로 공부하고, 수기 지압요법에서 카이로프랙틱, 불무도 무술활법 등 다양한 치유요법을 연구하고 수련하던 중 세계최초로 경이로운 자율진동법 메커니즘을 터득하게 됐다고 한다.

그리고 자가치유법, 양생법, 장뇌운동, 자율진동을 지난 55여 년 동안 지도하면서 무수히 많은 불치병, 난치병 환자들에게 완벽 치유의 희망을 주기 위해 살신성인 봉사하였고, 설명할 수 없는 이론적 근거는 많은 대체의학 전문가들이나 기 치료사, 스포츠의학 전문가들에게 인정받아 왔다.

저자는 본 서에서, 예로부터 전해 내려온 동양의학의 비법을 종합하고 정리하여 정, 기, 신의 조화를 이루어 잠재능력을 일깨우는 '자율 진동법'으로 자연치유능력을 극대화시키는 심신수양의 방법인 자율진동법의 이론을 체계화 시키고, 수많은 현대병들을 자율진동으로 치유, 회복한 내용과 실제가 체험적 사례까지 곁들여져 총망라 종합판으로 수많은 전 세계 난치병 환자들과 미래 양자 의학 연구자들에게 큰 도움이 되리라 확신한다.

진동은 진폭과 파장, 진동수(파동, 주파수)를 갖는 공학적 단어이며 공학적 이론으로 설명할 수 있다.

공과대학 교수로서 우주 천문학과 양자역학, 동양 철학, 상대성 이론으로 우주 만물, 생명체의 근원을 연구하다가 우주 만물, 공간 자체가 시공간속에 입자와 파동(진동, 에너지)으로 동시에 존재하며 (양자 이중성, 불확정성), 우주적 의식(창조주, 신)속에 현실, 실존으로 존재 (양자 관찰자의 법칙)하는 대우주의 운행, 진리가 우주를 지배하는 4가지 힘(중력, 전자기력, 핵강력, 핵약력)이 물질과 반물질의 생성과 소멸의 에너지가 끝없는 진동으로 창조(양자 창세기)되고 있는 것을 깨닫게 되었다.

이 우주 만물의 진동 에너지를 고대 인도 브라만교의 베다 철학에서는 쿤달리니(Kundalini : 양자 영점장)라고 하였고,

개인의 생명 진동 에너지를 프라나(Prana)라하여, 척추를 따라 7개의 에너지체인 차크라를호흡, 명상, 기도를 통해 진동하는 전체 우주 에너지체(우주적 진리, God, 신)와 하나됨을 해탈, 닐바나, 영성, 축복, 은혜로 환희를 체득하는 많은 구도자, 선지자들을 보았다. 자율진동법의 근원이 되는 뇌간(Brain Stem)은뇌의 한가운데에 사이뇌 · 중간뇌 · 다리뇌 · 숨뇌를 합친 것이며, 아래쪽은 숨뇌가 척수에 이어진다. 뇌와 척수를 이어주는 줄기 역할을 하는 부위로서 대뇌 반구와 소뇌, 척수 등의 각 부분과 밀접하게 관련되어 있다. 또한 12쌍의 뇌신경 중 후각신경(제1뇌신경)과 시각신경(제2뇌신경)을 제외한 10쌍의 뇌신경이 뇌간에서 인간 의지와 상관없는 자율 (교감, 부교감)신경으로 나오고 있다.

중요한 것은 인체의 난치 질병을 유발한 세포들도 진동하는 에너지체와 파립자인 양자 쿼크로 이루어져서, 척추와 신경 세포, 신경망을 통해 뇌의 관문인 뇌간(Brain stem)에서 깨달음을 위한 송과체, 오감 아날로그 파동을 디지털 파동으로 바꾸어 주는 축삭돌기(Axon), 기억 장소인 해마, 대뇌 신 피질, 고 피질 등의 합동작용으로, 난치병 세포들의 죽은 파동 정보를 스스로 치유하는 파동 정보를 자율 신경으로 무의식속에 보내도록 신체에 진동을 주며 자율 진동을 유발시키는 것이 자율 진동 치료의 첨단 과학적 요체인 것이다.

최근 양자 뇌 과학은 인간 뇌의 뉴런 1,000억개에 연결된

시냅스는 대략 100조개로 추정하며, 시냅스 하나가 처리할 수 있는 데이터 용량을 0.25바이트라고 하면, 뇌 전체의 데이터 용량을 2500테라 바이트의 대용량 USB 메모리 하나로 인간의 모든 기억, 의식, 영혼 정보를 담을 수 있다고 본다. 이 의식 정보를 USB에 담아 로봇에 이식하면 인간은 죽지 않는 로봇의 디지털 영생 5차 산업혁명 시대가 다가오고 있다.

제가 연구하는 4차, 5차 산업혁명 시대는 인간의 뇌와 컴퓨터, 인터넷, 사물, 로봇, 시설들과 생각만으로 소통하는 Brain-Computer Interface 시대로서, 기억을 담당하는 해마를 자극해 알츠하이머 환자의 기억력을 소생하는 정도의 기술은 2030년 이전에 실현될 것이다. 또한 손상된 난치 질병 세포의 파동을 양자 기기로 측정하여 손상된 오장육부와 질병을 양자 파동(진동)으로 치유하는 양자 의학이 곧 학문적 대세가 될 것이다.

따라서, 윤청 총재님의 자율진동 또한 인체를 구성하는 오장 육부 정, 기, 신의 에너지적 부조화를 자율 신경의 세포 잠재능력을 양자 기반위에 정상화하는 치유 방법으로서 윤청 총재님의 이 책이 세계 최초의 양자 의학 발전에 큰 이정표를 제시하면서, 미래 의학으로서 질병 없는 행복한 천국 세상이 되기를 간절히 기원하며 추천사를 부탁하신 윤청 총재님께 다시 한번 감사를 드린다.

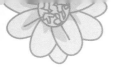

차례

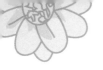

제6장 ── 윤청의 신화 · 295

제 1 장

기적의 자율진동

사람은 누구나 성장기간
25세의 5배, 125세를 살 수 있다
― 자가치유 능력의 부활

　근대 의학의 시조인 히포크라테스는 이렇게 말했다.

　"사람들은 누구나 스스로 병을 치유하는 힘을 가지고 있다. 의사는 스스로 가지고 있는 이 자연능력이 발휘될 수 있도록 도울 뿐이다."

　그의 말대로 인간은 누구나 날 때부터 자신의 몸에서 생기는 모든 병을 스스로 고칠 수 있는 치유능력을 가지고 있다. 그렇기 때문에 굳이 약을 바르거나 치료를 받지 않아도 가벼운 상처나 감기, 설사, 복통 같은 질환이 자연스럽게 치유되는 경우가 많은 것이다. 의사들이 하는 치료 행위의 주목적도 현재 앓고 있는 병이 다른 병으로 전이되지 않도록 하면서, 환자의 치유능력이 원활히 발휘되도록 적절한 자극과 흥분을 주는 것이다. 그런데 이쯤에서 한 가지 의문점이 생긴다. 과학 기술과 문명이 고도로 발달한 오늘날, 인간의 자연적인 치유 능력 역시 높아졌을까? 아니, 선천적인 자연치유 능력은 그렇다 치더라도 첨단 의학 기술을 이용해도 고칠 수 없는 불치·난치병은 왜 자꾸만 늘어나는 것일까?

인간의 뇌에는 자가치유 능력을 발현시키는 뇌간(무의식층)과 이를 둘러싸고 있으면서 생명력을 관장하고 지배하는 고피질이 있는데, 이 둘은 무척 예민하다. 그런데 환경이 복잡해지고 각종 공해가 심해지면서, 끝도 없이 퍼붓는 정신적인 자극과 충격, 스트레스로 인해 이 뇌간과 고피질은 점점 더 억압되고 위축되어 그 기능을 완전히 발휘할 수 없게 되었다.

반면 뇌의 기관 중에서 대뇌, 즉 다른 동물과 달리 인간만이 가지고 있는 '정신'을 지배하는 대뇌는 사용빈도와 범위가 넓어짐에 따라 상대적으로 점점 비대해졌다. 물론 이 대뇌의 정신활동으로 인해 인간이 현재 영위하고 있는 모든 문화와 기술의 실현이 가능해졌지만, 아이러니하게도 대뇌의 기능이 커질수록 귀중한 생명력을 지배하는 뇌간의 생명원은 압박을 받아 위축되는 상황이 된 것이다.

따라서 취약한 인체 부분을 보호하거나 재생시키지 못하는 통에 몸은 외부의 자극에 무방비 상태로 노출되게 되었고, 난치의 질병이 인간의 몸으로 침투하게 된 것이다. 다른 동물들은 앓지 않는 고혈압, 암, 당뇨, 간경화 같은 온갖 난치병은 이러한 불균형에서 유발됐다. 인간과는 달리 야생동물들은 병으로 죽는 경우가 거의 없는 것도 이 때문이다.

그러므로 인간이 건강을 되찾으려면 혹사당해왔던 대뇌를 안정시키고 뇌간에 활력을 주어 본연의 능력을 100% 발휘할 수 있도록 도와야 한다. 그렇게만 된다면 모든 질병은 사전에 예방할 수 있으며, 인간이 본래 누리게 돼 있는 천수 125세까지 누구나 살 수 있게 된다. 모든 동물은 성장기간의 5배를 살 수 있고, 따라서 인간도 성장기간인 25세의 5배, 즉 125년을 살 수 있다는 것은 이미 수많은 과학적 연구를 통해 발견된 사실이다.

그러면 대뇌를 안정시키고 뇌간을 부활시킬 수 있는 방법은 과연 무엇인가? 또 오랫동안 지루하고 어려운 훈련을 하지 않아도 단시간에 그 방법을 터득할 수 있는 비책은 무엇일까? 여기에 자율진동의 이론적 배경이 있다.

"병이란 본래 마음가짐에 달렸다"
― 뇌간에서 명령하면 병은 곧 소멸한다

 뇌간의 기능을 회복시키려면 무엇보다 생명력을 직접 조절하는 고피질과 뇌간의 연결통로, 즉 자율신경계를 자극하고 흥분시켜야 한다. 그런데 이 자율신경계는 인간이 인위적으로 움직이거나 자극할 수 있는 기관이 아니라는 점에 바로 문제의 초점이 있다. 그것은 고피질과 뇌간을 억압하는 대뇌의 작용을 거의 잠재우고 자율신경계의 연결 작용을 극대화하는 상태, 즉 정신통일의 신념 상태가 되어야 가능하다.

 확고한 정신통일 상태, 즉 신념 상태에서 대뇌는 뇌간을 향해 일종의 '명령'을 발동하며, 뇌간은 이 신념에서 발동된 명령에 무조건 복종하도록 프로그래밍 되어 있는 것이다.

 불교 경전을 보면 석가는 병을 치료하러 온 환자에게 "병이란 본래 그 실체가 있는 것이 아니라 마음가짐에서 생겨나는 것이니, 마음에서 병이 꺼지면 병도 따라서 소멸되는 것이니라."라고 설득시켜 병을 치료했다는 일화가 있다.

만약 "내 병은 진짜 병이 아니라 내 마음에서 생겨난 것일 뿐이니 이제부터 내 병은 없는 것이다."라는 확고한 신념을 가질 수 있다면, 병은 그 자리에서 소멸된다. 석가의 경전을 인용하지 않더라도 그러한 예는 얼마든지 찾아볼 수 있다.

한 청년이 스위스로 여행을 갔다. 호텔에 여장을 풀고 등산을 떠난 그는 갑자기 목이 말라 길옆 호수의 맑은 물을 떠서 정신없이 마셨다. 실컷 갈증을 잠재우고 제정신이 들자, 호수 옆에 세워져 있는 푯말이 청년의 눈에 들어왔다. 거기에는 프랑스어로 깨알같이 무언가가 쓰여 있었다. 청년은 불어를 읽을 줄 몰랐지만, 글 중에 'Poisson'이라는 글자를 발견하고는 그것이 영어의 Poison(독)과 같은 뜻이라고 생각했다. 그러고는 그 푯말이 "이 호수에는 독이 들어 있으니 먹으면 안 된다."는 경고문이라고 믿어버렸다. 그러자 그 순간부터 청년은 갑자기 치밀어 오르는 구토와 배의 통증을 느끼기 시작했다. 청년의 얼굴은 백지장처럼 하얗게 질려서 곧 죽을 사람처럼 보였다. 그 상태로 청년은 호텔로 돌아갔고, 청년의 모습을 본

호텔 매니저는 허둥지둥 의사를 불렀다. 청년은 숨을 몰아쉬면서 계속 '독이 전신으로 퍼진 것 같으니 난 곧 죽을 것'이라고 생각하면서 괴로워했다.

드디어 의사가 호텔에 도착했다. 의사가 청년에게 경위를 묻자 그는 자신에게 일어났던 일을 설명해주었다. 그러자 의사는 "불어의 Poisson은 영어의 Poison과 스펠링이 거의 유사하지만, 실제로는 물고기란 뜻입니다. 그 푯말은 호수에서 낚시하지 말라는 경고문입니다."라고 일러주었다. 그러자 놀랍게도 그 말이 끝나기가 무섭게 청년을 괴롭혔던 구토는 물론 복통까지 깨끗이 없어졌다고 한다.

'독이 틀림없다'는 신념, 즉 대뇌피질의 생각은 곧 고피질과 뇌간에 도착했고, 그 생각을 받아들인 뇌간은 '독을 먹었으니 배가 아프고 구토가 난다'는 대뇌의 명령에 따라 신체작용을 일으켰던 셈이다.

잠재의식의 활용과 초능력의 세계
― 순발력이 빚어낸 건강회복의 비밀

영국의 저명한 대체 의학과 알렉산더 캐논Alexander Cannon 박사는 《마음의 숨겨진 힘The Secret of Mind Power》이라는 저서에서 "바다에 사는 게는 발 하나가 잘려나가면 그 자리에 다시 새로운 발이 나온다. 사람의 경우도 마찬가지다. 다리가 잘렸을 대 '내 다리는 다시 생겨난다'는 신념만 확고히 세울 수 있다면, 다리는 다시 생겨난다. 다만 '한 번 잘린 다리는 다시 생겨나지 않는다'는 잠재의식, 즉 일반적인 상식을 벗어나지 못하기 때문에 다리가 다시 생겨나지 않는 것이다."라는 학설을 발표하여 세계적인 논쟁의 초점이 된 바 있다.

물론 이 주장은 신념의 마력에 대한 지나친 과신에서 나온 해석이라고 볼 수도 있다. 그러나 신념 여하에 따라서 고피질과 뇌간이 상상도 할 수 없는 괴력을 발휘한다는 점만은 부인할 수 없다.

미국 뉴욕 한복판에서 대여섯 살 먹은 아이를 데리고 가던 한 중년부인의 실화가 이를 증명한다. 갑자기 뒤에서 들이닥친 트럭 앞바퀴에 아이가 깔리자 중년부인은 순간적인 괴력을 발휘해, 한 손으로 수 톤짜리 트럭을 번쩍 들어 아이를 끌어내 구한 사건을 들어본 적이 있을 것이다. 이 사건은 전 세계를 경악게 했는데, 그 중년부인의 괴력의 비밀은 바로 신념에 있었다. 즉 바퀴가 무겁다는 관념을 없애고 오직 바퀴를 들어야 한다는 신념만을 가지고 뇌간을 작동시켰기 때문이다. 불이 나거나 누군가에게 긴박하게 쫓기고 있다고 상상해보라. 그럴 때 우리는 아무리 무거운 물건도 쉽게 들어 올리거나 높은 담도 쉽게 뛰어넘을 수 있게 된다. 평상시라면 불가능했던 일인데도 말이다.

그러면 이 뇌간의 힘은 어느 정도까지 발휘될 수 있는 것일까? 이제 그 한계는 어디까지인가로 자연스럽게 의문이 쏠리게 된다.

필자는 자율진동법을 수차례 유도하는 동안, 전혀 치유가 불가능해 보이는 소아마비 환자들이 그 자리에서 일어나

걷기 시작하는 것을 수없이 목격했다. 뇌성마비 환자나 사고로 몸에 마비가 온 사람들조차 자율진동을 경험하고 난 후에는 정상인과 다름없이 일어나서 걸어 다녔다. 그들은 치유에 대한 절실함 때문에 건강한 사람들보다 더 열성적으로 자율진동에 몰입했고, 그 때문에 매우 빠른 시간에 온몸을 관통하는 기의 순환을 받아들일 수 있게 되었던 것이다. 한 번 뚫린 기의 흐름은 자유롭게 몸을 타고 다녔고, 그 흐름에 따라 마비되었던 팔과 다리가 자연적으로 움직이게 돼 병이 치유된 셈이다. 그러한 사례가 왕왕 일어났기 때문에 오히려 눈에 띄는 치유증세를 보이지 못하거나 완치되지 못하는 환자들이 더 이상하게 보일 정도였다. 자율진동을 가능케 하는 것은 기의 흐름이지만 가장 근본이 되는 것은 바로 신념이다. 신체적 질병을 고치고 건강을 회복하게 할 뿐 아니라 소위 신체정신 의학에서 말하는 '초능력'이라는 초현실적 능력까지 발휘하는 이 신념의 힘에 대해서는 다음과 같은 예를 들 수 있다.

태권도 선수들이 십여 장의 벽돌을 쌓아 놓고 맨손으로 격파하는 모습, 5센티미터 짜리 대못을 굵은 각목에 대고 이마로 박아 넣는 차력사들의 모습이라든지, 5센티미터 두께의 판자도 관통한 탄환을 무방비 상태로 배로 막아내는 모습, 10톤

트럭에 밧줄을 매고 입으로 끌고 가는 모습, 지나가는 차바퀴 밑에 맨손을 넣고도 자국조차 남지 않는 모습 등등, 이미 우리는 일상에서조차 이런 불가사의한 힘을 목격하고 있다. 이 모두는 우리가 가지고 있는 뇌간의 힘에 의한 것으로, 신념을 세워 훈련하고 응용하면 누구나 다 할 수 있는 일이다.

※ 요가 수행자들이 보여준 놀라운 생체능력

예전에 인도를 본산으로 한 요가 수행자, 즉 요기들이 무시무시한 생체실험을 한 적이 있었다. 1955년 1월 14일부터 2월 13일까지 이루어진 이 환생실험은 그것을 직접 목격한 일본의 충정홍沖正弘이 출간한 《생기 있는 종교의 발견(生きている宗の見)》이라는 책에 의해 세상에 알려졌다. 남인도의 구나난다Gunananda 사원에서 이루어진 이 실험에 등장한 50대의 요기는 믿을 수 없는 모습을 보여 주었다.

요기는 먼저 스스로 자신의 맥박과 호흡을 정지시켰다. 물론 심장도 멎었고, 몇 분 만에 몸 전체가 싸늘하게 식으면서 창백한 시체처럼 변했다. 사람들은 미리 준비한 광목으로 죽은 요기의 몸을 감싼 다음 관 속에 넣고 2미터 깊이로 파놓은 땅속에 묻었다. 그 위로 흙을 단단히 다진 뒤에 진짜 산소처럼 봉분까지 만들어놓고는 그 곁에서 한 달을 기다렸다. 각국에서 모인 각계각층의 인사들이 현장을 함께 지켰다.

한 달이 지난 후인 1955년 2월 13일, 사람들이 다시 무덤을 파헤치자 관이 모습을 드러냈다. 이 관을 다시 사원 안으로 옮겨 뚜껑을 열어 보았다. 그런데 관속의 요기는 썩지 않고 처음 넣었던 모습 그대로였다. 몸에 감았던 광목을 풀고 평상 위에 뉘인 뒤, 준비해놓았던 향유로 전신을 마사지하자 얼마 지나지 않아 요기의 한 쪽 손이 움직이더니 이어 반대쪽 손도 움직이기 시작했다. 그 후 인공호흡을 하자 요기는 눈을 뜨고 의식을 되찾았고, 마실 물을 찾고 전신에 혈색이 돌아오는 등 완전히 정상인으로 회복되었다.

이러한 기이한 현상을 일으킬 수 있었던 힘은 하늘에서 내려온 것도 아니요, 땅에서 솟은 것도 아니다. 바로 요기 자신이 스스로의 뇌간의 힘을 유효적절하게 사용했기 때문에 일어난 일이었다. 초월명상이나 요가를 수행하는 사람들 사이에서 나타난다는 이러한 기적이야말로 바로 인간이 가지고 있는 뇌간의 힘이 어디까지 미칠 수 있는지를 보여주는 단적인 예이다.

이처럼 심장과 호흡을 정지시키고도 죽지 않을 수 있는 힘을 가진 인간이 뇌간의 힘을 활성화시키는 법을 몰라 암이나 고혈압, 간경화 같은 병으로 목숨을 잃는다고 해서야 말이 되는가.

프랑스의 저명한 고생물학자이자 지질학자요, 가톨릭 신부였던 떼이야르 드 샤르뎅(Teilhard de Chardin, 1881~1955)은 이렇게 말했다. "인간을 올바르게 쳐다보라. 그러면 우리의 생을 좀 더 충실하게 설계하고 운영할 수 있을 것이다."

예로부터 인간은 만물의 영장이요, 소우주라 했다. 인간에게는 광대무변한 정신적 상상력과 그것을 발휘할 터전이 있고 아울러 전 우주와 소통할 수 있는 비상한 초능력을 보유하고 있다는 사실을 의심하지 말라는 격언이 담겨있는 것이다.

※ 제갈량과 홍타시의 신념

제갈량(諸葛亮, 181~234)이 위나라 군대를 맞아 오장원두에서 최후의 일전을 겨룰 때였다. 행군을 하는 도중 거센 바람이 불어 군기가 꺾였고, 제갈량은 이를 불길한 징조로 받아들였다. 결국, 그는 전장에서 병을 얻었고 백방으로 처방을 구했으나 효과를 보지 못한 채 세상을 뜨고 말았다.

　그러나 비슷한 사건을 두고 전혀 다르게 반응해 승리를 거머쥔 사람이 있었으니, 그가 바로 청나라 2대 왕인 태종 홍타시(弘他時, 재위 1626~1643)다. 명나라와의 최후의 일전을 앞둔 아침, 밥상의 상다리가 갑자기 부러졌고, 상다리가 부러지면서 밥이며 국이며 모두 쏟아지게 되었다. 그리고 그것 때문에 홍타시는 아침을 거를 수밖에 없었다. 그러나 당대의 영웅이요, 천자의 기상을 타고난 홍타시는 그 순간 무릎을 치며 이렇게 생각했다고 한다. '됐다! 이 싸움에선 이겼다. 오늘부터는 이런 나무소반이 아니라 명나라 궁중에서 쓰는 금소반에 밥을 먹으라는 하늘의 계시다.' 그리고 의기충천한 홍타시의 기상은 전군을 필승의 신념으로 몰아넣어 명나라 군대를 격파하고 그로 하여금 중원을 손에 쥐게 만들었다. 그가 만약 '불길하다. 오늘 싸움에 질 것 같다.'고 믿었다면 그 신념이 뇌간에 영향을 미치고 결국, 몸의 에너지가 원활하게 작용하지 않아 승리를 일궈낼 수 없을 것이다.

　신념, 그 하나가 성패를 좌우하는 관건이 된다는 것을 이 일화를 통해 우리는 확실히 알 수 있는 것이다.

제 2 장

뇌 생리학의 개요

인간의 본질은 무엇인가?

— '너 자신을 알라'는 오래된 주제

1735년 스웨덴의 박물학자인 린네는 지구상에 있는 온갖 동물과 식물을 분류하여 라틴어로 각각의 동식물에 성과 이름을 정해 학명을 붙여 놓았다. 그리고 그 각각의 동식물에 대한 특징을 간단하게 설명했다.

특히, 인간에 대해서는 그는 호모 사피엔스Homo Sapiens, 즉 '지혜 있는 사람'이라고 명명해 놓고 그 특징으로 그리스의 유명한 철학자 소크라테스의 격언인 '너 자신을 알라'는 간단한 설명을 붙였다. 여기서 '너 자신을 알라'는 말은 '인간이란 무엇인가'라는 말로 다시 바꿀 수 있을 것이다. 그리고 그것은 인류가 지구상에 살아온 이래 수없이 숙고되어 왔던 주제이다.

물론 지금 이 시점에서 '인간은 이러이러해야 한다'는 이상적인 인간상을 말하려고 이런 얘기를 꺼낸 것은 아니다. 이러한 예는 인간이 다른 동물과 어떤 차이를 가지고 있으며, 인공두뇌가 인간을 대체할 수 없는 이유가 무엇인지 이해하기 위한 것이며, 또한 그것이 이 장의 목표이기도 하다.

그러면 인간이 다른 동물과 어떻게 다른지 구조적인 측면부터 살펴보자.

인간의 모든 사상을 빚어내고, 모든 행동을 조종하는 것은 개개인이 가지고 있는 뇌다. 뇌는 사람에 따라 조금씩 다른 방식으로 작용하지만, 그 근본원리는 모두 같을 뿐 아니라 놀랍게도 뇌의 조직 속에는 인간의 본질까지 숨겨져 있다. 그래서 뇌의 작동원리가 동물이나 컴퓨터의 그것과 어떻게 다른지 파악하면 인간의 본질을 알 수 있는 것이다.

그러나 뇌의 작동원리에 대한 연구는 심리학, 철학, 교육학, 논리학 등 여러 분야에서 오랫동안 이루어져 왔지만, 뇌의 구조가 워낙 복잡해서 정확한 실체를 파악하는 것은 힘들었던 게 사실이다. 물론 지금은 과학의 발달로 뇌에 대한 연구가 급진전해 그 개요를 어느 정도 파악할 수 있게 되었지만 말이다.

인간정신은 고등동물
대뇌 신피질에 있다
― 문어의 뇌세포는 2억 개, 원숭이는 8억 개, 인간은 140억 개

　인간이 동물과 다른 점은 정신을 만들어 내고 관장하는 대뇌가 발달돼 있다는 것이다. 이 점에 대해 의학의 아버지인 히포크라테스는 이렇게 말했다.

　'사람은 뇌에 의해서만 기쁨, 즐거움, 웃음, 농담, 탄식, 고통, 슬픔, 눈물을 느낄 수 있다. 특히 우리는 뇌가 있기 때문에 사고하고 듣고 보고, 아름다움과 추악함을 구분하고 선악을 판단하고, 쾌락과 불쾌함을 감지할 수 있는 것이다.'

　인간이 인간으로서 가질 수 있는 존엄성과 심오한 정신력을 발휘하고, 자신의 행동을 운용, 조절하게 된 것은 모두 대뇌가 다른 동물들에 비해서 월등하게 크고 발달돼 있기 때문이다.

　뇌는 신경세포로 구성되어 있으며, 이 세포 수의 많고 적음이 곧 뇌 작용의 우세를 나누게 된다. 즉 고등동물에서 하등동물로 갈수록 그 수가 적어진다. 문어의 뇌세포는 약 2억 개, 원숭이는 약 8억 개로 알려져 있는데 인간의 뇌세포는 전체적으로 파악하기 힘드나 고등한 정신을 만들어내는 대뇌세포만으로도 약 140억 개에 달한다. 이 신경세포들은 대뇌의 표면을 둘러싸고 있는, 두께 약 2.5mm의 얇은 피질로 감싸져 있어 꼭 만두껍질과 같은 형태를 갖추고 있는데 이를 대뇌피질이라고 한다.

이 대뇌의 표면에 있는 대뇌피질은 신피질이라고도 하는데 '신新'자를 붙인 이유는 그것이 대뇌의 고피질이나 기타 다른 뇌(뇌간)보다 극히 최근에서야 발달된 부분이기 때문이다. 인간의 다른 뇌(뇌간)나 대뇌의 고피질은 하등동물에서 인간으로 진화하는 과정, 즉 약 4억 년의 긴 세월 동안 계속 발달돼 왔고, 원시적인 형태를 아직까지도 보존하고 있다. 그러나 신피질은 린네가 명명한 호모 사피엔스, 즉 지혜를 갖춘 인간으로 발달하고 난 후, 즉 약 1만 5,000년 사이에 급속히 발달한 것이다.

개구리, 뱀 같은 동물의 대뇌는 거의 고피질뿐이고, 신피질은 극히 소수의 동물들에게만 있다. 고등동물일수록 대뇌의 신피질이 발달했고 인간의 대뇌피질은 거의 신피질이 차지하고 있다. 그래서 고피질은 신피질에 밀려서 대뇌반구의 안쪽으로 말려들어가 있는 것이다. 그러므로 대뇌의 신피질을 인간을 특징짓는 정신이 생겨나는 곳이라고 말하는 것이다. 즉 현재의 인류문화가 발달하게 되기까지 그 이면에는, 대뇌 신피질의 발달이 있었던 것이다.

※ 늘지도 줄지도 않는 뇌세포

약 140억 개에 달하는 신피질의 세포들은 어떤 활동을 하고 있을까? 140억 개의 세포들은 모두 하나의 신경망으로 얽혀 복잡미묘한 정신작용을 관장한다. 재미있는 것은 인체의 다른 세포와 달리 이 신피질의 세포 수는 절대 늘거나 줄지 않는다는 사실이다.

인체의 다른 부분에 있는 세포들은 사람이 성장함에 따라 급속도로 숫자가 늘어난다. 어린아이의 신체 세포 수가 약 2조 개라면, 어른이 되면 그 수는 50조 개 정도로 늘어난다. 뿐만 아니라 신체의 각 부분 세포는 시시각각 신진대사를 통해 3년이 지나면 몸 전체의 세포가 완전히 새로운 것으로 대체된다.

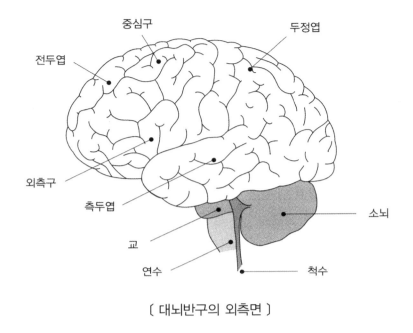

중심구
두정엽
전두엽
외측구
측두엽
교
연수
척수
소뇌

〔 대뇌반구의 외측면 〕

그러나 신피질의 세포만은 날 때부터 140억 개라는 수를 그
대로 가지고 나오며 한 번 세포가 파괴되면 절대 재생되지 않
고, 다른 신체의 세포들처럼 변형되지도 않는다.

　이런 특징을 가진 신피질의 뇌세포들은 신경으로 서로 연결
되어 인간만이 할 수 있는 모든 정신 현상을 관장한다. 물론
대뇌 전체가 공동으로 한 가지 일을 하는 것은 아니다. 부분별
로 하는 일이 분업화돼 '운동야'에서는 몸의 움직임을, '감각
야'에서는 시각, 청각, 후각, 피부감각 등 오감을, '연합야'

에서는 인식, 이해, 지각 등 모든 정보 처리와 사고, 창조, 의도 등의 노력과 의지 분야를 관장하고 있다.

이러한 신피질의 활동은 인간을 '만물의 영장'으로 만들어 주었고, 우주의 만유를 지배해 오늘의 인류문화를 쌓아올린 원동력이 되었다. 정신의 발원처인 신피질은 신체의 각 부분, 말단 세포에까지 체성신경이라는 신경을 배선하여 그로부터 받은 정보를 분석해 각종 지령을 발신하는 등 지금도 그 임무를 빈틈없이 수행하고 있다.

※ 생명력과 무관한 신피질

그런데 이 신피질의 활동에는 한 가지 모순이 있다. 감각, 인식, 사고, 기억, 판단, 창조, 노력 등 지성, 이성의 총 본산이요, 인류를 영장으로까지 끌어올린 신피질은 인간에게, 아니 생명을 가진 존재에게 가장 중요한 '생명력'과 아무런 연관이 없다는 사실이다. 신피질은 주로 신체의 외부에서 일어나는 현상과 관련되어 있고, 그것을 통해서 인간을 보호하고 발전시켜 나갈 뿐, 신체의 내부와는 무관하다.

예를 들어 눈으로 보고, 귀로 듣고, 입으로 맛을 보고, 코로 냄새를 맡고, 피부로 느껴 얻은 정보는 신피질에 들어가 분석·처리된다. 그러나 신피질은 이 정보를 다시 몸에 알맞도록 지령화해 신체의 외부로 전달·실행할 뿐, 인체의 생명력을 쥐고 있는 내부의 장기에서 일어나는 일과는 전혀 관련이 없고 이를 지배하거나 조정할 능력도 가지고 있지 않다.

음식을 먹을 때를 예로 들어보자. 신피질은 음식이 식도로 넘어가기까지 감각기관을 통해 음식의 상태를 인식하지만, 일단 식도를 통과한 뒤에는 그 음식물이 내부 장기에 들어가서 어떤 작용을 하고 있는지 전혀 모른다. 음식물이 위로 들어가면 위액과 다른 장기에서 분비된 각종 호르몬이 가세해 소화를 시키는 것, 그 과정에서 흡수된 영양분이 혈관을 통해 신체의 각 세포에 공급되는 것, 당화된 양분이 췌장에서 분비된 인슐린에 의해 에너지로 바뀌는 과정, 산소를 공급하고 탄산가스를 배출시키는 복잡한 생리작용을 하는 호흡기의 작용 등 사람이 살아 있는 한 단 1초도 멈추지 않고 일어나는 일들을 신피질은 모르고 있다. 인간의 정신을 관할하는 신피질은 이 과정 어느 것 하나도 조절하지 못한다. 그렇다면 이와 같은 존엄한 생명 현상은 어느 뇌가 지배, 관할하고 있으며 그 시스템은 어떻게 되어있는 것일까?

두 개의 독립왕국의 동맹관계
― 내장의 신경성 조절과 호르몬의 체액성 조절

　우리의 몸에는 우리가 마음대로 할 수 없는 두 개의 독립국이 있는데 그 하나는 내장 왕국이요, 다른 하나는 호르몬 왕국이다. 이 두 왕국은 대뇌 신피질의 지배를 받지 않고 독립적으로 그 현묘한 생명상태를 영위하고 있는데 그 활동의 중추는 뇌간이다.

　뇌간은 간뇌(시상과 시상하부), 중뇌, 교, 연수로 길게 연결되어 있고, 대뇌의 한복판에 푹 파묻혀 있다. 그러므로 뇌를 노출시켜도 간뇌와 중뇌는 보이지 않는다. 이 뇌간의 각 부분은 맡은 바 임무가 각각 다르지만, 전체적인 생명 현상을 맡고 있는 생명의 주체라고 할 수 있다.

　뇌간은 하등동물, 즉 물고기 같은 동물에게서도 찾아볼 수 있으나 의식, 정신과는 관계가 없다. 다시 말하면 대뇌 신피질이 정신, 즉 의식작용을 하는 데 비해 이 뇌간은 완전 무의식 상태로 작동한다. 신피질이 플러스(＋)라면 뇌간은 마이너스(－) 역할을 하고 있는 셈이다.

정신 밖에서 묵묵히 우리의 건강을 보장하고 있는 뇌간은 신피질이 수면이라는 휴식을 취하고 있는 동안에도 평생 1분 1초도 쉬지 않고 우리의 건강을 감시해준다. 구체적으로 말하면 뇌간은 우리 내장의 활동과 혈액의 성분, 체온 등 모든 것을 조절해 우리의 건강을 지켜주는 생명의 원천이요, 그 본질이다.

그러므로 대뇌의 신·구피질은 절단하거나 제거해도 생명에 지장을 초래하지 않지만, 뇌간은 상처는 고사하고 약간의 충격만 가해져도 생명이 위험할 수 있다. 우리가 흔히 말하는 뇌진탕도 대뇌의 충격을 말하는 게 아니라 뇌간의 충격을 뜻하는 말이다.

뇌의 대부분은 대뇌가 차지하고 있으며 간뇌, 중뇌, 교, 연수를 합한 뇌간은 대뇌의 중심에 내포되어 척수와 연결되어 있다.

내장 왕국은 자율신경에 의해 조율되는데 이는 대뇌 신피질의

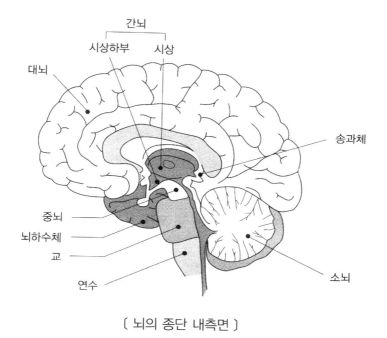

간뇌

시상하부   시상

대뇌

송과체

중뇌

뇌하수체

교

연수

소뇌

〔 뇌의 종단 내측면 〕

체성신경과 마찬가지로 통합의 중추와 내장의 정보를 신경
중추에 전달하는 상행 신경로, 신경 중추에서 명령을 내장에
보내는 하행 신경로에 의해 뇌간과 내장이 긴밀하게 연결되
어 있는 상태로 움직인다.

　그러면 또 하나의 독립 왕국인 호르몬 왕국을 조율하는 것
은 무엇일까? 이 호르몬 왕국은 내장 왕국과 마찬가지로 자율
신경을 통해 통솔되고 있으며, 그 중추 역시 뇌간이다. 그러나

실질적인 기능을 담당하고 있는 것은 다름 아닌 뇌하수체다. 뇌하수체는 뇌간의 간뇌 밑인 시상하부로부터 돌출된 작은 돌기로, 그 휘하에는 갑상선, 상피소체, 췌장의 랑게르한스섬, 부신피질, 정소 태반, 위와 소장점막, 기타 송과체, 흉선, 비장 등 내분비선이 있다.

뇌하수체는 그것에서 분비되는 호르몬인 부신피질 자극호르몬(ACTH), 갑상선 자극호르몬(TSA), 생식선 자극호르몬(FSH, LH) 등의 호르몬을 통해 호르몬 왕국을 이끌어 나가는데, 즉 다른 내분비선에 자극을 주어 적절한 호르몬의 분비를 촉진하는 작용을 하고 있는 것이다.

이렇게 내장 왕국과 호르몬 왕국 이 두 왕국은 마치 동맹국과 같은 위치에서 신경성 조절과 체액성 조절로 우리의 몸을 보호하고 있다. 특히 내장과 호르몬은 뇌간의 통솔하에 신비한 생존 현상을 영위하고 있으므로 앞으로는 이 두 왕국의 신경작용을 통합하여 '뇌간 작용'이라고 부르기로 하겠다.

신비한 뇌간의 초능력 속에
자율진동 기능이 있다
─ 내 몸은 내가 알고 내가 치유한다

뇌간 작용은 각종 장기를 운용하는 것에 그치지 않고, 존엄한 생명력을 발현시키고 신체의 안전을 보장하기 위해 실로 우리가 상상할 수도 없는 불가사의하고도 신비한 힘, 즉 초능력을 발휘하고 있다.

예를 하나 들어보자. 우리가 몸에 어떤 상처를 입었을 때 굳이 약을 먹거나 연고를 바르거나 치료를 하지 않아도 시간이 흐르면 모든 상처는 자연적으로 봉합되어 원래 상태대로 돌아간다. 이는 우리에게 내재되어 있었던 신비한 능력, 즉 어떤 상처나 신체의 안전에 지장이 있을 때 위험물질을 제거하고 몸을 보안하도록 되어 있는 본능적인 능력이 발현됐기 때문이다.

이렇듯 인간이라면 복통이나 설사, 두통, 요통, 각종 염증, 외상 등 모든 질환을 스스로 치유할 수 있는 능력을 가지고 있는데 그 능력의 발현처가 바로 뇌간이다. 뇌간은 비단 그러한 치료능력뿐 아니라 실로 무한한 신비의 힘을 가지고 있다.

요가 행자인 요기들이 심장과 호흡을 정지시킨 상태로 한 달 동안이나 있다가도 다시 소생하는 것, 연약한 여자의 힘으로 트럭을 한 손으로 들어 올리는 것, 콘크리트벽을 기합 한 번에 죽창으로 관통시키는 것, 나체로 나무상자에 들어가 그 상자에 석유를 끼얹고 불을 질러서 상자가 다 타도록 해도 화상 하나 입지 않고 툭툭 털고 걸어 나오는 것 등 비상하고 기적적인 능력은 이 뇌간의 잠재능력을 발휘시킴으로써 가능해진다.

이 뇌간의 잠재능력만 적시에 발휘시킬 수 있다면 퍼붓는 총탄도 안전하게 피할 수 있다는 가설은 전쟁 당시 수많은 장병들에 의해서 입증되었다.

그뿐 아니라 뇌간은 멀쩡한 사람을 죽이고 살리는 능력도 가지고 있다. 예를 들어 일시적인 소화불량 정도인 환자에게 유명한 병원의 의사들이 "위암 말기이므로 수술도 할 수 없고 다른 치료법도 없습니다. 당신은 1개월 이내에 죽게 될 것입니다."라는 진단을 내리면 그 환자는 1개월 이내에 꼭 위암으로 죽게 된다는 것이다.

외국에서 이루어진 실험결과도 이를 증명한다. 한 사형수에게 "이제 사형을 집행하겠다. 그러나 교수형이나 총살이 아니고, 손의 동맥을 끊어서 피를 뽑아 죽일 것이다."하고 선고한 후, 사형수의 눈을 가린 뒤에 동맥을 끊는다고 하면서 엉뚱한 근육을 찌르고는 "동맥이 끊겨 피가 흐르는데 이 피가 1천 방울만 떨어지면 너는 죽는다."하고 암시를 주었다고 한다. 그러면서 마치 핏방울이 떨어지는 소리인 양옆에서 물방울 하나 둘씩 떨어뜨리고, 사형수에게는 그 소리를 들으면서 방울의 수를 세라고 했다. 그러자 얼마 후 그 사형수는 자기 핏방울이 떨어지는 소리인 줄만 알고 물방울 수를 하나 둘 셋 하고 세다가 1천 방울을 세는 순간 생명이 끊어지고 말았다고 한다.

이 실험은 특히 유럽에서 여러 차례 이루어졌는데, 실험대상이 된 사형수는 한 사람의 예외도 없이 모두 죽고 말았다. 이 이야기는 우리에게 어떤 의미를 전달해주는가? 생각으로 사람을 죽일 수도 있다는 것은, 역으로 생각하면 생각의 힘(즉 뇌간의 힘)을 사용하면 죽을 사람도 다시 살아나게 할 수 있다는 결론을 가져다준다. 뇌간의 힘은 그것을 어떻게 이용하느냐에 따라서 生을 死로, 死를 生으로 이끌 수 있다는 것이다. 그렇기 때문에 인간들이 자신이 가지고 있는 뇌간의 힘을 알지 못하고 속절없이 목숨을 잃는 것을 생각하면 안타깝기 그지없다.

그래서 자율진동법이 유용한 것이다. 이런 불의의 변고를 사전에 막고 인간이 타고난 천부의 수명인 125세의 천명을 누구나 다 누릴 수 있도록 지도하고 실천하는 것이 바로 자율진동법의 궁극적인 목적이 아니겠는가.

뿐만 아니라, 모든 동물들은 인간과 같이 정신력, 즉 대뇌 신피질이 발달되어 있지 않기 때문에 생을 영위하고 종족을 보존해 나가는 데 있어 본능적인 능력을 발휘한다.

먼 옛날 원시시대부터 4억 년의 긴 세월 동안 퇴화되지 않고 간직되어 있는 인간의 뇌간에도 이런 본능들이 내포되어 있다. 평상시에는 대뇌 신피질이 과도하게 흥분되어 있거나 억압돼 있는 상태이기 때문에 뇌간의 능력이 발휘되지 못하는 것뿐이다. 그래서 오직 신체가 위급해졌을 때만 안전보장을 책임진 뇌간의 힘이 자동적으로 발현되는 것이다.

자율진동법의 목표는 그렇게 억압되어 있는 뇌간의 능력을 수시로, 필요에 따라서 언제라도 자유자재로 발휘시키는 것에 있다. 그리고 그것을 위해서 지금부터는 이 뇌간이 지닌 초능력에 대해 독자들이 한 치의 의심도 하지 않도록 좀 더 상세히 설명하려 한다.

대뇌의 고피질은 생명 현상의 기본
— 신피질은 지성과 이성의 균형

어떤 이들은 "의식작용을 하는 대뇌·신피질의 정신작용과 완전 무의식층인 뇌간을 연결해, 우리의 의식이 뇌간을 지배하도록 하면 될 것 아닌가?"하고 반문할지 모른다. 그러나 문제는 그 어떤 방법으로도 의식층인 신피질과 무의식층인 뇌간을 직접적으로 연결할 수 없다는 것이다.

병이 나거나 아플 때 치료능력을 쥐고 있는 뇌간에게 "이 병을 고쳐."달라고 명령해도 그 명령만으로는 뇌간을 한 치도 작동시킬 수 없다. 그러나 자고로 만물의 영장인 인간이 못할 일은 없었다. 막다른 길에서도 통하는 길을 내고, 뇌간을 이용하는 방법이 있음을 발견하지 않았던가. 그러면 도대체 어떤 방법을 사용할 수 있을까?

일단 대뇌의 고피질을 이용하는 방법이 있다. 고피질은 신피질과 같이 대뇌의 일부이다. 즉 지금은 새로 생겨난 신피질이 대뇌의 중추가 되었지만, 4억 년 전 원시시대부터 발달해 생명을 관장해온 고피질은 아직도 본능의 중추로서 동물이나 인간의 모든 본능을 맡아 관할하고 있다.

또한, 고피질은 체력 유지를 위한 식욕, 종족 보존을 위한 성욕, 원활한 생을 영위하기 위한 군집욕 등 기본적인 생명의 현상을 관장할 뿐 아니라, 이 본능적 욕구가 만족되었을 때 느끼는 쾌감, 불안할 때 느끼는 불쾌감, 본능의 충족을 위해 서로 싸울 때 느끼는 노여움, 적이 나보다 우세할 때 느끼는 공포심 등 본능적인 감정을 지배하고 있다.

그것은 생명 현상을 유지해 나가는 데 필요한 기본적인 생명력을 강건하게 실현시키려는 데 주된 목적이 있는 기관인 만큼, 그대로 방치하면 인간으로서 취해야 할 자세와는 달리 본능에 사로잡히기 쉽다. 그러므로 신피질이 이 고피질을 적절히 억제해 도리에 맞게 지도해 가는 것이다.

그러나 이 신피질이 지나치게 발달되거나 고피질을 과도하게 억압하면 고피질은 위축 약화하고, 약화한 고피질의 상태가 뇌간에 전달되어 불치병과 난치병을 유발하게 된다.

그러므로 건강해지려면 신피질과 고피질, 뇌간, 이 셋의 관계가 어느 한 쪽으로 치우치지 않고 균형을 이루도록 조절하는 게 절실히 필요하다.

다시 말해 건강하고 굳세게 살아나갈 수 있는 생명의 기본 활동, 즉 동물과도 같은 자연스러운 몸을 만들어주는 힘은 고피질에 있고, 멋있고 인간답고 지적으로 살아갈 수 있는 인간만의 특질을 만들어주는 힘은 지성과 이성을 관장하는 신피질에 깃들어 있으므로 완전한 모습으로 살아가려면 이 두 개의 힘을 잘 조절해야 할 필요가 있는 것이다.

이 두 개의 피질은 결코 서로 무관하지 않으며, 지성과 이성을 관할하는 신피질은 본능에 충실한 고피질을 적절히 억제함으로써 원활한 사회생활을 보장하고, 신피질의 활동이 과도했을 때는 고피질의 활력이 이를 조절해 생명력이 넘치게 해줄 수 있다.

따라서 신피질의 억압이 지나치게 강하면 고피질의 활력은 그만큼 쇠퇴하여 기가 약해지면서 먼저 노이로제 현상이 찾아들게 마련이고, 이렇게 되면 고피질에만 문제가 생기는 게 아니라 신피질의 활동도 따라서 둔화되어 그 능력이 위축되거나 상실되게 된다.

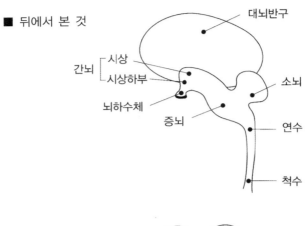

■ 뒤에서 본 것

대뇌반구

간뇌 ┌ 시상
　　 └ 시상하부

소뇌

뇌하수체

중뇌

연수

척수

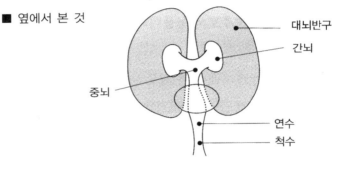

■ 옆에서 본 것

대뇌반구

간뇌

중뇌

연수
척수

〔 중추신경모형 〕

　그렇기 때문에 지능을 높이고 창조의 정신을 육성하는 신피질의 활동을 건전히 하는 것도 중요하지만, 억압되기 쉬운 고피질을 때때로 해방시켜 이를 조절해주어야만 예측할 수 없는 불의의 참변을 막을 수 있는 것이다.

네덜란드의 문화역사가 호이징거Johan Huizinga가 《호모 루덴스Homo Ludens》 즉 '유희하는 인간'이라는 저서를 펴서 문화와 인간행동의 전부는 유희한다는 데 그 근거를 두고 있다고 설파한 것도 이 고피질의 역할에 바탕을 둔 것으로 이해할 수 있다.

※ 고피질의 능력

고피질의 주된 기능은 오늘의 생리학으로도 그 정체를 완전히 파악할 수 없을 만큼 독특하고 신비하다. 신피질이 의식작용을 생성하는 반면 고피질은 뇌간, 대뇌의 중심 깊은 곳에 자리하면서 주로 인간의 중요한 생명 현상을 만들고 있는 것들을 보호한다.

학명으로 대뇌 변연계(limbic system) 혹은 변연피질이라고도 하는 이 고피질은 뇌간을 보호할 뿐 아니라 뇌간의 일부인 간뇌의 시상하부에서 뇌간과 신경으로 연결되어 뇌간의 전체 운영을 지배 조절하는 기능도 하고 있다. 뿐만 아니라 대뇌의 신피질과도 연결되어 있다. 이것은 이른바 위와 아래와 소통하는 중간의 '제로점'에 위치하고 있는 것이다.

그러나 고피질은 신피질의 명령에 의해 억압되는 것은 아니다. 그것은 52개 구역으로 나뉘어 있는 신피질 각 분야의 활동이 강할 때 자연히 그 반사작용으로 억제되는 것이다.

밖이 흥분하고 있으면 안쪽이 억제되고, 안쪽이 흥분한 상태이면 바깥쪽이 억제되는 것은 물리 현상의 자연적인 작용이기 때문에 과도한 신피질의 흥분 상태는 자연히 고피질을 계속 억제할 수밖에 없는 것이다. 특히 오늘날처럼 환경이 생존을 위협하고 경쟁이 치열해지는 상황에서 고피질은 더더욱 억제될 수밖에 없다.

더욱이 신피질의 명령은 고피질에 그대로 전달되지 않는다. 즉 우리의 정신, 생각하는 바가 그대로 고피질에 영향을 끼치는 것은 아니라는 소리다. 앞에서 말했던 바와 같이 흥분과 억제 관계는 근본적으로 그 메커니즘이 다르기 때문이다. 흥분과 억제는 물리적 현상을 내포하고 있는 통상적인 공식과정이지만, 명령과 복종관계는 이와는 판이한 시스템을 가지고 있다. 따라서 신피질이 고피질에 관련된 어떤 것을 명령한다 해도 근본적으로 그 두 개 시스템의 본질이 다르기 때문에 신피질의 52개 구역에서 통일된 명령이 아닌 이상 고피질은 절대로 받아들일 수 없는 구조이다.

※ 신피질의 신념

고피질을 움직일 수 있는 신피질의 명령은 완전히 통일된, 즉 대뇌 신피질의 어떤 부분에서도 이의가 없는 '신념'이 확립된 명령이 아니고서는 안 된다. 조금이라도 의심스러운 여지가 있는 명령은 신피질 자체가 차단해 고피질로의 연결을 거부하는 동시에 고피질 자체도 이러한 의심이 드는 명령은 받아들이지 않는다. 털끝만치라도 의심이 가는 신념이 확립되지 않은 명령은 신피질과 고피질을 연결시킬 수 없다.

그 대신 신념이 확립된, 즉 의심 없이 통일된 신피질의 명령이라면 고피질에게 그대로 받아들여져 그 즉시 생명력을 쥐고 있는 뇌간에 전달되고 의식 없는 뇌간은 고피질이 내린 이 명령에 복종한다. 뇌간은 옳고 그르고, 좋고 나쁘고를 판단할 수 없기 때문에고피질이 내린 명령을 그대로 시행해 수많은 기적적인 사례들을 연출해내는 것이다.

앞서 소개한 알렉산더 캐논 박사가 말한 바와 같이 다리가 잘렸다고 하더라도 '다리는 틀림없이 재생된다'는 의심 없는 신념만 똑바로 선다면, 그것으로부터 발현된 명령은 그대로 뇌간에 전달되고 의식 없는 뇌간은 그대로 명령을 받아들여

새로운 다리를 재생시키게 되는 것이다.

그러나 인간의 의식, 즉 이제까지의 경험을 통해 형성된 인간의 기본 상식에서 '잘린 다리는 재생될 수 없다'는 신념을 갖게 됐기 때문에 실제 상황에서 우리의 다리는 재생될 수 없는 것이다. 물론 캐논 박사의 이 학설은 당시 많은 학자들의 논쟁의 대상이 되었고 아직도 '과연 그럴 수 있을까', '그럴 수 있을지도 모른다' 정도의 의문에 붙여지고 있는 실정이지만 신념의 힘이 기적을 일으킨다는 것은 어찌 보면 당연한 일이다.

그럼 이쯤에서 신피질과 뇌간, 고피질의 관계를 다시 한 번 살펴보자. 신피질은 의식작용이요 뇌간은 무의식 상태인데, 고피질은 그 중간에서 의식과 무의식의 중간 점인 잠재의식을 관장하고 있다. 마치 천, 지, 인을 삼재라 했을 때 천지의 양극 사이에 중립 상태의 인간이 자리하고 있는 것과 같은 형태로, 모든 오묘하고 신비한 작용은 이 고피질을 통해서만 발현된다.

다시 말해서 고피질은 생명의 기본활동을 하는 뇌간과 자율신경을 통해서 무의식의 영역이라 할 수 있는 뇌간 활동을 지배하고 조절하며 대뇌의 신피질과는 체성신경을 통해 간접적으로 연결되어 있어 인체의 보전에 빈틈이 없도록 구조적으로 짜여 있다. 정말 조물주의 설계에 실로 놀라지 않을 수 없다.

고피질의 임무는 여기서 그치지 않는다. 고피질은 우리가 항상 말하는 잠재의식의 본산으로 밑으로는 신비한 능력을 보유하고 있는 뇌간과 직접 연결되어 이를 조정하고 지배하고 있고 위로는 대뇌의 신피질과 연결돼 신피질의 부족함을 보완하고 있다. 물론 신피질의 억제를 받아 위축되기 쉬운 위치에 있지만 말이다.

우리는 지금까지 신피질의 정신작용과 뇌간의 생명활동을 연결하는 방법을 알아보기 위해 고피질의 기본적 성격과 임무 성질을 알아보았다. 이제는 한 단계 더 고차원적인 고피질의 능력을 알아볼 차례다.

초능력이란 무엇인가
— 텔레파시의 세계와 예지능력

앞에서 우리는 뇌간의 신비한 능력을 활용하기 위해서는 이와 직접 연결되어 있는 고피질을 흥분시키고 활용시키는 것 외에 별다른 도리가 없다는 것과 고피질이 지니고 있는 중간뇌로서의 특징을 알아봤다. 그러나 고피질의 역할은 이게 다가 아니다. 그것은 사실 이것들보다 몇십 배, 몇백 배 더 중요한 역할을 하고 있다.

우리는 심층심리학 또는 초심리학의 특수한 연구대상이 될 만한 각종 기이한 현상들을 가끔씩 목격하게 된다. 그것은 초상 현상 또는 특이 현상이라고도 불리는데 텔레파시Telepathy가 그 대표적인 예다. 원격감응이라고 해석할 수 있는 텔레파시는 오관의 감각기관을 통하지 않고 사람과 사람이 의사소통하는 것을 말한다. 쉽게 말해 몇천 리나 몇만 리 밖에 있는 상대방에게 의식을 전달하고 서로 통신하는 것이라 할 수 있다. 이것과 관련해 소련이나 미국 같은 나라들은 대대적인 연구와 실험을 계속해 의사를 전달하는 매질이 무엇이냐를 연구하기도 했다.

그리고 마침내 미국은 잠수함 노틸러스호 속에서 텔레파시 실험을 감행해서 실로 놀랄 만한 결과를 얻어냈다. 해저 수백 미터 아래 있는 노틸러스호에 승선한 실험자와 몇백 킬로미터 밖에 있었던 실험자 사이의 통신교환을 시도한 것이다. 그 두 사람은 같은 시간에 원격통신을 해서 한 번의 실패도 없이 성공함으로써, 다시 한 번 과학자들을 놀라게 했다. 소련에서는 전자파나 기타 어떤 파장도 통하지 못하도록 납으로 두꺼운 통을 만들고, 그 속에 실험자를 들어가게 하고는 원격지에 있는 실험자와 통신을 교환하게 하는 실험을 한 바 있는데 거기서도 역시 같은 결과를 얻었다.

이러한 실험 결과로 인해 '도대체 깊은 해저도 관통하고 납통 속으로도 통하는 그 의사전달의 매개물질이 무엇이냐'는 의문이 난무하였으나 누구도 아직 그 정체를 밝혀내지 못한 상태다. 다만 소련 과학아카데미 측에서는 혹시 지하 수백 미터

까지도 통할 수 있는 뉴트리노Neutrino, 즉 중성미립자 같은 물질이 있는 것 아니냐는 가설을 내놓았고, 미국의 컬럼비아 대학 제랄드 파인버그Gerald Feinberg 교수는 자신이 '민돈 Mindon' 또는 '사이콘Psycon'이라고 명명한 아직 발견되지 않은 특이입자의 매개에 의한 것이라는 가설을 내놓기도 했다. 아직 이렇게 그 매개물질의 정체는 밝혀지지 않았지만, 그렇더라도 확실히 그러한 현상이 일어나고 있다는 사실만은 확증된 셈이다.

우리가 접해본 적 있는 다른 초능력 한 가지는 클레어보이언스Clairvoyance 즉 원격인지 또는 투시라고 불리는 것이 있다. 이는 감각기관을 통하지 않고 몇백 킬로미터, 몇천 킬로미터 밖에서 누가 무엇을 하고 있으며 화재 수해 등 무슨 사태가 벌어지고 있는지를 투시, 즉 알아낼 수 있는 능력을 말한다.

이 역시 텔레파시처럼 어떠한 매개물질에 의한 작용으로 추정되고 있으며 현재 각국에서 연구되고 있다.

초능력의 또 다른 유형은 사이코키네시스Psychokinesis, 즉 정신적 원격조작이다. 이것은 운동기관을 통하지 않고 유동장치에 의한 전자파 작용에 의존하지도 않고, 원격지에서 물체를 움직일 수 있는 힘을 말하는데 수많은 학자들이 오랜 시일 연구해 오고 있으나 그 정체인 매개물질 역시 아직도 찾지 못하고 있는 상황이다.

이러한 현상은 프리코그니션Precognition, 즉 예지능력의 경우도 마찬가지다. 이것은 앞으로 무슨 일이 어떻게 벌어지며 어떠한 결과를 초래하게 되는지 미리 미래를 내다볼 수 있는 능력을 말한다. 이 또한 다른 초능력 케이스처럼 연구대상이 되고 있으나 누구도 그 정체를 아직 파악하지 못하고 있다. 다시 말해 그러한 현상 자체는 인정하지만 그 의사나 정신을 전달하는 매개물질이 무엇이냐 하는 문제에 대해서는 아직도 알 수 없는 상태라는 뜻이다.

그런데 위와 같은 초능력들은 모두 변연피질, 즉 대뇌의 고피질에 의해서 발현되는 현상들이다. 이는 4억 년이라는 세월 동안 원시 생명체에서부터 현 인류에까지 이어진 본능적이고도 소박한 정신 현상으로 오늘날에 있어서도 그 원체를 그대로 보유하고 있는 것이다.

앞에서 열거한 특징 외에 인체의 뇌세포가 다른 세포와 다른 점이 또 하나 있다. 그것은 바로 다른 세포들은 인간이 진화해 내려옴에 따라서 자연스레 불필요한 부분은 퇴화돼 변형되거나 제거되었지만 뇌세포만은 계통발생 과정의 산물을 고스란히 원형 그대로 보유하고 있다는 점이다. 고피질이 가지고 있는 신비 현상에 가까운 모든 특이현상들은 모두 과거 원시시대로부터 인간이 가져온 기념물인지도 모른다.

다만 이러한 현상들은 평상시의 일반인에게는 발현되지 않고, 의도적으로 노력하거나 어떤 동기로 신념이 강하게 확립되었을 때만 나타난다. 그렇기 때문에 이런 현상을 특이현상 또는 초능력이라고 부르는 것이다. 그러나 사실 이런 능력은 인간 누구나 가지고 있는 힘이며 또한 누구라도 필요하다면 몇 주간의 자율진동으로 재현이 가능하다. 이러한 사실은 긴 시간의 실험을 통해 이미 확증된 바 있다.

제3장

—

자율진동법,
그 경이로운 세계

질병을 물리치는 자가치유법
— 쉽고 빠르게 활용하는 면역력의 확대

　자율진동법은 남녀노소 누구나 배우기 쉽고 빨리 활용할 수 있으며, 제아무리 몸이 불편한 사람이라 하더라도 거동만 할 수 있으면 배워서 쓸 수 있는 획기적인 건강법이다. 믿기 힘들겠지만 단 한 번의 체험만으로 기적적인 효과를 나타내는 경우가 거의 80%에 이르며 어떤 질병도 보름 이내에 눈에 띄는 차도를 보인다.

　필자는 유방암 환자의 곶감같이 뭉쳐 있던 암 조직이 한 번의 자율진동을 통해 물렁물렁해지는 것을 목격했으며, 간질 치유에도 큰 효험이 있는 것을 경험했다. 또한, 온몸을 진동하는 동안에 뭉쳐 있던 기가 풀리고 노폐물과 나쁜 것들이 땀을 통해 배출되기 때문에 여드름을 포함한 피부병도 2회 정도의 자율진동으로 깨끗하게 나을 수 있다.

또 다리가 마비돼서 걷지 못하던 사람이 걷게 되거나 먹지 못하던 사람이 식욕을 되찾는 등의 놀라운 광경도 목격했다. 물론 이와 같은 예들은 환자가 굳은 신념과 의지를 갖고 자율진동법을 실천했을 때 일어난 기적들이다.

무의식의 상태에서 자연적으로 몸의 진동을 발생시키는 자율진동법은 적절한 진동을 통해 질병을 치유하고, 몸을 더욱 건강하게 만들어주는 획기적인 치유법이다. 특히 자율진동법은 일단 진동이 시작되면 몸 스스로 자신의 가장 좋지 않은 부위를 중심으로 진동해 그곳의 기혈이 뚫리고 순환이 잘 되게 된다는 점에서 다른 치유법들과 확연히 구분된다.

또 마음속에 담겨 있던 온갖 부정적이고 나쁜 감정이나 의식들이 울음이나 고함 또는 알아들을 수 없는 이상한 언어의 형태로 쏟아져 나오기도 한다. 이렇듯 자율진동을 시도하면 자신도 모르고 있던 내외적인 문제가 단시간 내에 해소되기 때문에 몸 전체의 기혈 순환이 좋아지는 것은 물론이고, 놀라운 생명력 증진 현상이 발생되어 면역력이 강해지는 것이다. 바로 이러한 원리 때문에 자율진동을 하면 각종 질병 예방과 치유 효과를 얻게 되는 것인데 의식으로 생명력을 억누르는 신피질의 활동이 덜 왕성한 노약자나 어린아이 같은 경우에는 더욱 탁월한 효과를 볼 수 있다.

이렇듯 자율진동이 우리 신체의 면역력을 높여줄 수 있는 이유는 그것 자체가 생명력을 원래대로 복원시켜 이끌어가는 현상이기 때문이다. 또한, 지속적으로 수련을 계속하면 뇌 중에서도 면역력을 관장하는 영역의 활동이 점점 더 개선되어 어떠한 종류의 질병에도 대처할 수 있는 능력이 커지게 된다.

여러 전문의들조차 이 자율진동 수련을 접한 후, 어떤 질병도 두려워하지 않는 자신감을 갖게 되었는데 이것이 바로 자율진동의 효능을 보여주는 살아 있는 증거가 아니겠는가.

※ 건강과 함께 자신감도 회복한다

그동안 협회를 찾아와 자율진동을 시작한 사람들은 병원에서 치료를 포기했거나 아무리 치료를 계속해도 차도가 보이지 않던 경우가 대부분이었다. 그들은 수없이 좋다는 약이나 치료법을 찾아 여기저기를 헤맸지만 병이 낫지 않아 불신감에 가득 차 있거나, '나는 나을 수 없나 보다'는 심한 자괴감이나 절망감에 빠져 있는 경우가 많았다. 그래서 자율진동을 시작할 때도 대부분 무의식중에 '내 병은 나을 수 없다'는 생각을 하고 있거나, '병원에서도 못 고친 병이 과연 이것으로 나을 수 있을까?'하는 의심에 가득 싸여 있었다.

그러나 병은 의사나 약사가 낫게 하는 게 아니라 자기 스스로 다스린다는 것을 알아야 한다. 의사나 약사는 병을 치유하는 과정을 도와주는 도우미일 뿐이다. 절대자가 아닌 것이다. 그렇기 때문에 그들이 환자에게 '불치병이다, 난치병이다'하면서 환자의 희망을 꺾는 것은 굉장히 위험한 일이다. 환자 또한 그런 말을 믿고 '나을 수 있다'는 믿음과 노력을 포기해서는 안 된다. 병을 만든 원인이 자신에게 있다면 낫는 방법도 자신이 찾아야 한다.

이 사실을 굳게 믿고 방법을 찾아본다면 그 답은 반드시 어디엔가 있게 마련이다. 병원에서 6개월이다 3개월이다 하고 시한부 인생을 선고했을 때 그것이 여지없이 맞아떨어지는 이유는, 그 부정적인 암시에 걸려 모든 것을 그대로 따르기 때문이다. 그러나 자율진동을 경험하게 되면 그러한 부정적 암시들이 일시에 깨지면서 두려움이 없어지고 오로지 나을 수 있다는 신념과 자신감을 갖게 된다. 자율진동을 통해 건강을 회복한 사람들 대부분 무엇이든지 할 수 있을 것 같다는 자신감을 얻게 되었다고 고백한다.

※ 현대인의 스트레스와 만성피로를 날려버린다

우리들은 이런 말을 입에 달고 다닌다. "스트레스가 쌓였어.", "에잇, 정말 스트레스받네." 스트레스라는 것은 하기 싫거나 원치 않는 것 불편하거나 귀찮은 일을 억지로 하거나 그런 사람을 만나는 과정에서 두뇌의 신피질이 지나치게 흥분되고 그 반대급부로 고피질과 뇌간이 위축되어 자율신경과 호르몬이 원활히 작동되지 않는 상태, 그래서 몸 전체의 균형이 깨진 상태를 나타내는 말이다. 스트레스 정도가 심하면 사람은 늘 피곤함을 느끼며 보약뿐 아니라 그 어떤 좋은 것을 먹어도 효과가 없고 몸이 늘 묵직하고 삶의 의욕이 극도로 저하되는 상태가 되는데 이 상태를 만성피로증후군이라고 부른다. 이는 언제든 질병이 몸속으로 파고들 준비가 되어 있음을 알리는 신호인 것이다.

K씨의 경우 늘 몸이 무겁고 의욕이 없으며 전신이 쑤시거나 아픈 상태 즉 만성피로증후군과 고혈압 증세로 처음 자율진동을 시작하게 됐다. 그런데 단 한 번의 자율진동 수련으로 통증이 사라지고 몸이 가뿐해지자 스스로도 깜짝 놀랐고, 그 후로는 자율진동의 놀라운 효과를 예전의 자신 같은 사람들

에게 보급하기 위해 수련과 확산에 여념이 없는 상태다.

적절한 스트레스는 업무에 긴장감을 주고 효율을 높이지만, 스트레스가 과도해지면 자신감이 사라지고 열등감이 생기며 이로 인해 몸은 늘 피로에 절게 된다. 만약 그러한 스트레스와 무기력을 잊으려고 술이나 노름, 일시적인 쾌락에 탐닉하면 오히려 더욱더 깊은 수렁으로 빠지게 되고 만다. 만성피로증후군을 '현대인이라면 누구나 겪고 있는 증상', '일시적인 피로감'이라고 생각하며 무시해서는 안 되는 것도 다 이런 이유에서다. 그것은 속히 치료되어야 하는 질환이며 그전에 미리 예방하는 게 무엇보다 중요하다. 방치했다가는 그 어떤 불치병 이상으로 자신과 가족을 불행으로 몰고 가게 될지도 모를 일이니 말이다.

※ 수험생들의 피로를 해소하고 학습능력을 높인다

아침저녁으로 달라지는 입시제도, 점점 더 치열해지는 경쟁 속에서 학부모나 수험생들 모두 고통이 이만저만이 아니다. 물론 열심히 공부해서 원하는 점수를 얻어야 원하는 대학에 진학할 수 있는 게 현실이지만 많은 수험생들이 공부에 대한 강박관념으로 인해 엄청난 스트레스와 체력 저하로 고통받고 있다.

가장 왕성하게 성장해야 할 시기에 이런 환경에 처하게 된다는 건 국가적인 차원으로 봐도 득이 될 게 없다. 이렇듯 극심한 스트레스와 체력의 저하에 시달리는 아이들이 건강한 성인이 될 수 없다는 것은 자명하기 때문이다.

다른 국가들과 비교했을 때 청소년들의 체력과 건강 지표가 매년 점점 더 악화하고 있는 상황은 곧 불안한 우리 미래를 대변해주고 있는 셈이다.

K양도 바로 학업으로 인한 스트레스와 과중한 부담감으로 큰 고생을 겪고 있었다. 구부정한 자세로 장시간 책상에 앉아 있다 보니 척추가 구부러지고 생리불순과 변비 거기다 우울증 증세까지 겹쳐 있었다.

그러나 자율진동을 한 후부터는 그러한 증세들이 씻은 듯이 사라지기 시작했다. 몸과 마음이 가뿐하니 정신도 맑아져 학업에 더욱 집중할 수 있게 되었고, 결국 자신이 원하는 대학에 진학할 수 있었다. 그녀는 현재 아름답고 건강한 여대생이 되어 있다.

수험생들의 건강과 학습능률 향상에 조금이나마 관심이 있는 학교 교사나 교육관계자 학부모들이라면 자율진동 수련을 권해줌으로써 학생들이 수험기간 동안 겪게 될 힘겨움을 덜 수 있게, 그리고 원하는 결과를 얻을 수 있게 할 수 있다.

삶의 질을 높인 웰빙시대의 건강법
― 유산소 다이어트 효과

　환자나 노약자의 경우에는 더더욱 그렇고 건강한 사람들도 겨울철이나 장마철이 되면 운동을 하기 어려운 게 사실이다. 그러다 보니 운동부족으로 인해 아픈 사람들은 더욱 아프게 되고 질병이 깊어지는 결과를 초래하게 된다. 여성들 역시 다이어트를 한다고 헬스클럽이다 찜질방이다 열심히 다니지만 번거로움이나 비용이나 시간 때문에 제대로 못 하거나 중도에 그만두는 경우가 대부분이다. 결국 다이어트는 실패하고 그로 인해 더욱 심한 스트레스에 시달리게 된다.

　하지만 자율진동법은 남녀노소 누구나 혼자서도 할 수 있으며 여러 사람이 같이하면 더욱 큰 효과를 불러일으킨다. 몸을 자유자재로 움직이고 진동하는 자율진동법은 일종의 유산소

운동이라고도 볼 수 있는데 시간도 많이 걸리지 않으며 장소의 구애도 받지 않는다. 통상 40분에서 1시간 정도를 기준으로 하지만 시간이 많으면 더해도 좋고 시간이 부족하거나 체력이 안 되면 10분이나 20분 정도 하는 것만으로도 충분하다. 넓고 독립된 공간이 있다면 1, 2단계 진동을, 전철이나 버스 안에서는 부분진동인 3단계 진동을 하면 된다.

자율진동을 하게 되면 살이 찐 사람은 살이 빠지고, 절대로 살이 붙지 않아 고민이었던 사람은 체중이 늘게 된다. 정말 기가 막힌 운동요법이 아닐 수 없다.

단식의 최고전문가인 수봉재활원의 김동극 원장도 자신의 저서 《기적의 단식법》에서, '단식과 자율진동을 병행하면 부작용도 없을 뿐 아니라 살도 빼고 병도 고치는 1석 2조의 효과가 있다'고 소개한 바 있다. 비만으로 고생하고 있거나 병이 있어 운동을 하기 어려워 기혈 순환이 원활하지 못한 경우라면 자율진동법을 지금 당장 시작해보라.

※ 피부미용의 효능

　여성들의 아름다워지고 싶은 욕구는 가히 끝이 없다. 필자역시 여성이므로 그 기분을 백분 이해할 수 있다. 물론 아름다워지려고 기를 쓰고 노력한다고 해서 자연스럽게 얼굴윤곽이 미인형으로 변한다거나 코가 높아지는 것은 아니다. 그렇지만 공을 들일수록 빛이 나는 부분이 있으니 그건 바로 피부다. 필자는 평소에 특별히 메이크업이나 피부 관리에 신경을 쓰는 편은 아니지만, 피부가 팽팽하고 탄력 있다는 칭찬은 자주 듣는다. 물론 이렇게 아름답게 피부를 가꿀 수 있었던 비법 역시 바로 자율진동이었다. 농원을 경영하고 있는 회원 한 분도 자율진동을 생활화해 나이보다 20년은 젊어 보인다는 인사를 자주 받는다고 한다. 얼굴에 크림을 바르고 눈을 감고 자율진동을 시작하면 얼굴에 있는 경락이 자극돼 항상 곱고 탄력 있는 피부를 가꿀 수 있는 것이다.

　미용이란 것은 건강의 사촌 격으로 건강하지 못하면 미용에 아무리 신경을 써봐야 효과가 없다. '건강미인'이라는 말은 그래서 생겨난 것이다. 마음이 편해야 몸도 편하고 몸이 편해야 아름다워진다. 따라서 아름다워지기 위해 수백만 원짜리 화장품이나 미용코스를 택하는 것보다 먼저 몸과 마음을 건강하게 하고 그 후에 미용을 가꾸는 게 어떨까. 그렇게 한다면 보다 업그레이드된 미인이 될 수 있을 것이다.

자율진동을 하면 1차적으로 몸이 건강해지고, 그것이 경락을 자극하기 때문에 2차적으로 생기 있고 탄력 있는 피부를 가꿀 수 있게 된다. 특히 얼굴이나 피부의 트러블은 자율진동 수련 1~2회만으로도 깨끗해지니 그 어떤 화장품이나 피부약보다 훨씬 효과가 월등하다 하겠다.

※ 노화의 진행을 멈춘다

인간은 누구나 나이가 들면 태어날 때부터 주어진 수명프로그램에 따라 자연히 늙게 된다. 몸매가 망가지고 피부가 늘어지고 주름살이 생기고 각종 신체의 기능이 저하된다. 남녀를 막론하고 60세 이후부터는 소위 저승꽃이라고 하는 갈색이나 흑색 반점들이 전신에 생기기 시작한다. 이것은 죽어야 할 세포가 죽지 않고 장시간 생존함으로써 생기는 현상이라고 의학계는 말한다. 그리고 그것의 근본치료는 불가능하다고 여긴다. 그러나 과연 그럴까? 강한 심폐운동을 하여 체력관리를 잘해온 사람들을 보면 얘기가 전혀 달라진다. 저승꽃은 늙으면 누구에게나 나타나는 것이 아니다. 노력을 해서 생명력과 면역력을 높이면 저승꽃은 나타나지도 않을 뿐 아니라 쭈글쭈글해진 얼굴도 탄력 있게 변한다.

세월을 거스를 수 없고 나이 먹는 것은 어쩔 수 없지만 아무런 노력 없이 늙어가는 것보다는 방법이 있다면 시도해 보는 게 훨씬 좋지 않을까? 자율진동법을 일정 기간 이상 수련해온 회원들 중에서는 70대도 50대 정도로 보이고 50대인데도 30대나 40대로 보이는 분들이 많다. 그분들을 보면 자율진동이 흰 머리를 검게 만들고 주름살을 엷게 해주며 몸매도 탄력 있게 만들어준다는 것을 믿지 않을 수 없다. 이것은 수많은 회원들 뿐 아니라 필자 자신도 몸소 체험한 것이다.

인류와 자율진동의 역사
― 지구촌 원시 부족의 축제에서 탄생

　자율진동법의 역사적 기원이 명확하게 정리되어 있는 이렇다 할 문헌이나 자료는 없지만 과거의 일상생활을 잘 들여다보면 자율진동과 관련된 것들이 많이 있다. 대표적인 것이 우리의 민속음악인 농악과 신명 나는 춤 가락이다. 온종일 논밭에서 허리도 펴지 못하고 일을 하느라 심신은 극도로 피곤한 상태지만 일을 마치고 농주 한 잔을 마신 뒤 가락에 맞춰 몸을 흔들어 그 피로를 모두 몰아버리는 것은 참으로 놀라운 우리 조상들의 건강관리법이라고 할 수 있다. 또한, 불교에서 수행 시 목탁이나 북, 요령 등을 이용한 단순 반복음을 지속적으로 들려주는 것 역시 자율진동과 관련이 깊다. 그렇게 단순한 음을 반복적으로 들으면 신피질이 안정돼 신행이 더욱 강화될 수 있는 것이다.

노래와 박자를 좋아하는 우리 전통 속에 깃들어 있는 자율
진동의 흔적은 동네 골목에까지 자리 잡고 있는 노래방에서
다시 확인할 수 있다. 그것 역시 음악의 진동 현상과 어우러져
스트레스를 날리고 우울함을 해소하는 자율진동법의 한 갈래
라 하겠다. 민속놀이 중에서 널뛰기나 그네뛰기, 강강술래나
옛날 여자아이들이 하던 고무줄놀이, 줄넘기 등도 초기단계
적인 자율진동 현상을 보여준다.

볼리비아나 과테말라같이 전통적인 인디오들이 거주하는
곳에서는 진동을 이용한 치유법이 지금도 성행하고 있다. 그
들은 몸이 아픈 사람들에게 정신을 가라앉게 하는 약초 향을
마시게 한 뒤 커다란 담요로 감싸 놓는다. 그런 다음 악사들의
연주와 더불어 주술사가 주술을 시작하는데, 그러면 얼마 지
나지 않아 담요 안에 있는 사람이 꿈틀거린다. 이것 또한 신피
질을 안정시켜 뇌간의 생명력을 발동시키는 자율진동법의 한
종류인 것이다.

또한, 한 아프리카 부족은 축제를 벌이면 남자들이 껑충껑
충 하늘을 향해 솟구치는 춤을 추는데, 이 춤은 쉬지도 않고 8
시간에서 10시간씩 계속된다고 한다. 가히 초인적인 체력이

아닐 수 없다. 그러나 신피질을 완전히 안정시킨 상태에서라면 이러한 놀라운 일도 전혀 불가능한 것은 아니다.

이렇듯 자율진동법은 민족과 지역을 초월해 전 세계적으로 널리 퍼져 있다. 그것은 때로는 치유법으로 때로는 축제의 춤이나 의식 등으로 활용되어 왔는데, 종류를 막론하고 그것의 원리는 같다. 거의 무의식의 상태에서 몸을 흔들고 털고 진동하는 행위를 하는 것이다. 그리고 문명이 발달하기 전부터 이러한 행위가 성행해왔다는 것은 이미 본능적으로 우리의 몸과 정신이 그것의 유용함을 알고 있다는 뜻과 다름없다. 즉 자율진동법은 조물주가 주신 매우 특별한 건강법인 것이다.

※ 자율진동법의 원리

자율진동법은 인간이 스스로의 질병을 치유할 수 있는 매우 신비하면서도 과학적인 건강법이다. 그러나 아무런 의지나 생각이 없는 사람이 단순히 진동만 한다고 해서 건강이 좋아지고 스스로 질병이 치유되는 것은 아니다. 반드시 본인 스스로 강하게 치유 효과를 믿어야 하며, 하겠다는 의자가 뒤따라야 한다. 필자가 30년 이상 이 자율진동법을 지도하면서 느낀 것은 학력이 높거나 의심이 많고 자존심이 강하거나 체면을 생각하는 사람들은 그 벽을 깨기까지 힘들고 그 때문에 다른 사람에 비해 진동이 늦게 발현된다는 것이다.

자율진동의 가장 기초적인 첫 번째 원리는 인간 내면에 잠들어 있는 마음을 어떻게 활성화시켜 치유에 접근하느냐에 있다. 다시 말해서 우리 몸 안에 있는지 몰랐던 '자기치유 능력', '무한한 잠재능력' 그리고 위급할 때면 나타나는 '초능력' 등 자신의 몸과 마음이 가지고 있는 능력을 찾아내서 진동을 통해 그것을 발현시킴으로써 막혔던 기혈을 순환시키고 건강을 회복하는 것이다.

자율진동의 두 번째 원리는 뇌의 3단계 구조 안에 있는 신피질을 안정시키는 것이다. 이 신피질은 단순 반복음을 듣거나 동작을 취하면 쉽게 안정된다. 신피질의 52개 영역 중에서 청각을 제외한 모든 영역을 안정시키면, 지도자가 안내하는 내용을 뇌간에 직접 전달할 수 있게 된다. 그러면 생명력을 담당하고 있는 뇌간에서 호르몬과 자율신경을 적절하게 조절할 수 있게 돼서 신체 곳곳에 부족한 것은 더 보내고 과한 것은 줄이며 굳은 곳은 풀어주고 막힌 것은 뚫어주어 자연스레 치유에 도달하게 된다.

세 번째이자 마지막 원리는 자율진동법 지도자와 수련자 모두의 '신념'이 일치해야 한다는 것이다. 필자는 자율진동을 지도하면서 지도자가 수련자에게 신념과 믿음을 주고 지도하는 것이 자율진동에 얼마나 큰 영향을 끼치는지 수도 없이 경험했다. 또한, 수련자가 자율진동의 과학적 원리를 받아들이고 자신의 좋지 않은 부위에 진동이 일어날 것이며 진동이 오게 되면 반드시 치유된다는 '신념'을 가졌을 때 수련 시간에 관계없이 기적적인 자기치유의 효과가 일어난다는 것도 알았다. 그래서 수십 명의 회원들 중에서도 반드시 낫겠다는 의지를 가지고 먼 거리를 달려오는 사람들은 다른 어떤 사람보다도 더 월등한 치유 효과를 거둘 수 있었던 것이다.

※ 최적의 명상법과 수행법, 자율진동

요사이 주변을 돌아보면 기체조 단학 뇌호흡 등 심신 수련을 목적으로 하는 수련센터들이 여러 곳 눈에 띈다. 회원들의 층도 매우 다양한데, 이렇게 성별이나 나이, 취향이 가지각색인 사람들이 스스로의 건강을 위해 자발적으로 노력하고 있다는 것은 매우 바람직한 현상이다. 자율진동법 역시 스스로 심신의 건강을 찾고 행복한 생활을 영위해 나가는 데 그 목적을 두고 있다.

그러나 다른 심신 수련과는 달리 자율진동법은 일정한 정신 수련단계에까지는 이르지 않더라도 누구나 쉽게 할 수 있는 자발적인 운동이다. 자율진동은 말 그대로 자율적으로 발생하는 '떨림 현상'을 통해 치유 효과를 맛보는 것으로 수련센터에서 지도하듯이 고정화되고 도식화된 동작이 정해져 있는 게 아니다. 그러므로 자율진동에 정해진 동작이 있다고 가르치는 곳은 경계해야 한다.

필자가 소개하는 자율진동법은 아무리 쌍둥이가 함께 수련한다고 해도 판이한 동작이나 형태가 나타나게 되고 같은 사람이라도 할 때마다 다른 동작이나 형태를 보인다. 그 이유는 뇌간이 활성화되면 우선적으로 마음이든 육체든 제일 나쁜 곳이 먼저 진동하기 때문이다. 그 부분이 정상화되고 나면 두 번째로 나쁜 곳, 세 번째로 나쁜 곳 순으로 진동하는 부위가 계속 달라진다. 즉 도식화되고 정형화된 운동법을 통해서는 결코 경험할 수 없었던 치유의 효과를 자율진동법을 통해서 얻을 수 있는 것이다.

자율진동법을 하면 건강 상태, 연령, 환경, 공간, 체력 등에 따라 그 사람에게 가장 이상적이고 적합한 진동 형태가 나타난다. 예를 들어, 노인이나 환자들의 경우는 적당한 부위에 부상이나 과도한 체력 손실로까지 이어지지 않을 만큼의 적당한 진동이 일어난다. 그래서 사람들은 즐겁고 자신감에 넘친 상태로 치유의 힘을 만끽하게 된다. 혼자서 거동하기 힘든 중풍 환자나 하반신 불구 환자의 경우에는 눕거나 엎드려서 자율진동을 수련하면 된다. 그리고 일단 자율진동이 되기만 하면 그 사람에게 나타나는 호전 반응은 말로는 믿기 어려울 정도다.

운동 프로그램도 각자의 몸 상태에 따라 다르게 짜여야 하는데, 하물며 몸의 아픈 곳을 치료하는 일에는 말해 무엇하랴. 서양 의학이 몸의 치료에 집중해 모든 사람에게 천편일률적인 치료법을 적요하는 데 반해, 자율진동은 내면에 있는 마음의 고통이나 부정적인 현상을 없애면서 동시에 몸과 마음의 균형을 유지하고 면역력과 생명력을 회복시키도록 도와주는 균형 잡힌 명상법이자 운동법, 치유법이다.

자율진동을 접한 회원 중에서는 인도, 티베트, 미얀마, 히말라야 등을 거치며 영적 각성에 관해 인류가 쌓아온 지혜를 습득하고 명상 수행에 매진하거나 명상센터를 운영하는 분도 여럿 있다. 그들은 필자에게 자율진동이 영적인 고양에도 얼마나 효과적인가를 절실히 보여주었다.

'몸의 일곱 개 차크라를 관통한 에너지가 정수리 부분에 있는 제7차크라를 통해 몸 밖으로 쭉 뻗어 나가면서 모과 영혼이 하늘 쪽으로 빨려 올라가는 느낌을 받았다. 내부에서 파동하던 에너지가 일시에 몸 밖으로 작렬하면서 순간적으로 신체와 영혼이 우주를 향해 확장되는 느낌이 들었다.'

'참선 과정에서도 몸의 중심에서 에너지 파장이 솟아오르면서 전신에 파동이 일어나는 경험을 흔히 한다. 몸이 30cm 이상 공중으로 튀어 오르는 점핑도 바로 이 파동이 일어날 때 가능해진다. 그런데 자율진동은 오랜 기간의 참선을 통해서만 가능한, 아니 그렇게 수행한다고 해도 경험하기 힘든 순간적인 파동을 일으켜 척추를 타고 올라오는 섬세한 파장 에너지를 아주 짧은 순간에 경험하게 해주는 획기적인 방법이다. 기존의 명상 수행법이 격식과 절차를 강조하고 무언면벽을 통한 인위적인 뇌간 활성화를 꾀했다면, 자율진동법은 그야말로 인간이라면 누구나 가지고 있는 파동을 자유분방하게 일으키게 해주는 놀라운 수련 방법이다.'

이는 오랫동안 명상 수행을 해왔던 회원들의 말이다.

21세기 정신혁명 시대에는 명상을 통한 영적 각성을 통해서만 우주적인 인격체를 형성할 수 있다. 그런데 진동은 이 우주가 생성된 근본원리이므로, 소우주인 우리 인간의 에너지 시스템을 활성화시킬 수 있는 비밀열쇠도 바로 이 진동에 있는 것이다.

가정과 일터에서 적절한 건강 경영
― 단시간에 숙달과 적용이 가능한 비법

　온 가족이 함께 자율진동을 수련하면 건강증진 효과 외에도 가정에 화목을 가져다줄 수 있다. 대구에 살고 있는 C씨의 경우 자율진동법을 통해 심장질환과 탈모를 치유한 것은 물론 그의 부인은 30년간이나 앓아오던 악성편두통이 없어졌고 자녀들도 모두 건강해져 가정에 행복이 왔다며 지금까지도 수시로 필자에게 연락하고 있다. 그 가족은 아침이나 저녁에 각자 자율진동을 수련하거나 일주일에 두 번, 온 가족이 모여 자율진동을 수련함으로써 이상적인 건강을 유지해오고 있다.

　경영학에서 말하는 '경영'은 재화 인력 시스템 등을 얼마나 잘 관리하고, 효율적으로 운영하는가를 중심으로 삼고 있다. 그러나 그 모든 것의 근본에는 인간이 있으며 '인간의 건강'이

유지되지 않으면 다른 모든 것은 허사다. 그래서 일반 기업체들은 직원들의 건강에 무척이나 관심을 갖고 정기적인 신체검사와 휴가나 휴식, 레크리에이션 등을 장려하고 있다. 또한, 직원들이 직무상 병을 얻게 되면 회사에서 그 보상을 모두 해주어야 하기 때문에 더욱 건강 쪽에 신경을 쓰고 있다. 건강경영을 소홀히 하면 겉으로는 손해가 아닌 것 같아도 속으로는 손해를 볼 수밖에 없기 때문이다.

이렇듯 건강한 가정과 일터를 위해서는 스스로 '몸과 마음'의 주인이 돼야 한다. 그런데도 우리들은 자신의 건강을 보약이나 건강식품, 의사 혹은 약사에게 일임하고 있다. 이래서야 제대로 건강이 유지될 리 만무하다. 이렇게 안일한 태도는 엄청난 경제적 손실과 비효율을 불러올 뿐 아니라 바로 질병을 부르는 초대장이 되는 것이다. 이런 경영은 백전백패, 절대 성공할 수 없다.

그런 면에서 볼 때 비용도 많이 들고 배우기도 어렵고 효과도 불확실한 방법에 의존하기보다, 배우기 쉽고 한 번 배워 놓으면 평생 스스로 할 수 있으며 단시간 내에 숙달과 적용이 가능한데다 머리에서 발끝까지 심신 치유 효과가 있는 자율진동법을 활용한다면 투자 대비 월등한 효과를 거둘 수 있을 것이다.

제 4 장

자율진동으로
병마는 물러간다

질병의 원인과 극복의 방법
— 병은 어디서 오는가?

병을 국어사전에서 찾아보면 '생물체의 온몸 또는 일부의 정상적인 생리 기능이 파괴되어 건강에 이상이 생기거나 고통을 느끼게 되는 현상'이라고 규정하고 있다. 말 그대로 몸이 제대로 기능을 하지 못해 고통을 겪게 되는 것이다. 그렇다면 사람들은 왜 병에 걸리는 것일까? 병은 사스SARS처럼 외부에서 바이러스가 침투하여 생기는 경우도 있고, 몸의 각 기관의 기능이 노쇠하여 제 역할을 다하지 못해 생길 수도 있다. 그러나 많은 사람들이 병으로부터 자유롭지 못한 가장 큰 원인은 대부분이 '생각'이나 '상상'으로부터 병을 만들어내기 때문이다. 물론 필자는 대부분의 사람들이 생각하는 것 이상으로 건강하게 살 수 있다고 믿지만 말이다.

인간의 뇌는 다양한 상상을 할 수 있기 때문에 만물의 영장이 될 수 있었다. 그런데 아이러니하게도 이 '상상'때문에 인간에게 병이 생긴다. 필자는 병이란 원래 없던 것이라고 단정하는데 즉 원래부터 병이 있었던 게 아니라 인간이 병을 만든다고 생각한다. 인간은 태어나면서부터 의식주에 대한 필요 또는 여러 원인으로 주변과 경쟁을 하면서 살아가고, 그러는 과정에서 남보다 더 많이, 더 빨리, 더 크게, 더 잘되게, 더 편안하게, 더 행복하게 되기 위해 노력하고, 그 과정에서 소위 부정적 상상의 표현인 원망, 분노, 낙심, 좌절, 열등감, 패배감, 공포심, 죄책감, 근심, 걱정 등의 그림을 뇌리 속에 그리면서 살게 된다.

이렇게 마음에 그려진 그림은 계속적으로 반복되면서 점차 뇌간에 축적된다. 그러다 보면 뇌간은 아무런 비판이나 판단 없이 상상에 의해 그려진 그림 그대로 육체에 투영하게 되는데, 이것이 바로 병이다.

병에 걸린 사람들을 보면 남성의 경우는 대부분 의심이 많고, 남을 믿지 못할 뿐만 아니라 분노를 갖고 있는 경우가 많으며, 여성인 경우에는 분노와 두려움이 끝없이 누적되어 불치의 병을 얻게 되는 경우가 흔하다. 그런데 자율진동법은 바로 그러한 것들을 해소시켜주는 결정적인 도구인 셈이다.

필자는 모든 것이 마음에서 생기고 이루어진다고 믿고 있다. 그런데 마음과 몸의 관계를 이해하고 있으면서도 자꾸만 드는 의문은 '왜 원하지도 않는 게 갑작스럽게 나타나서 사람들을 다투게 하고, 욕을 하게 만드는 것일까? 이런 현상은 왜 일어나는 것일까?'였다.

그리고 수없이 생각을 거듭한 끝에 얻은 결론은 주인을 무시하고 기만하는 머슴이 내 안에 살고 있기 때문이라는 것이었다. 또한, 이 머슴만 잘 다스리면 그런 부정적인 현상으로부터 자유로워질 수 있다는 결론에 도달했다.

육체는 주인인 마음이 머무는 집이며 또한 도구이기도 하다. 따라서 주인은 이 집에 대해 전적인 소유권을 갖고 있으며 관리하고 운용할 책임도 갖고 있는 것이다.

그런데 감정을 주인으로 생각하고 오로지 먹고 마시고 즐기고 자는 일에 인생의 목적을 두고 사는 사람들이 많다. 그러나 진실은 이렇다. 감정이 아닌 마음이 우리 몸의 주인이며 이러한 사실을 발견하면 쾌락보다 더욱 보람 있는 일에 관심을 갖게 된다.

육체적 일에만 관심을 쏟는 사람들은 머슴인 감정이 마치

주인인 것인 양 생각하고, 조금만 기분이 나쁘면 주먹질하고 싸우고 다툼으로써 종국에는 살인까지 서슴없이 저지르지만 주인인 마음을 앞세워 머슴인 감정을 해고하든지 잘 교육시켜서 부리게 되면 머슴은 주인이 흡족해할 일만 하게 된다.

예를 들어서 집의 지붕에서 비가 새면 머슴은 작은 그릇 한 개 정도를 받쳐놓고 제 일을 다 했다고 생각한다. 근본적인 조치를 하지 않고, 할 생각도 하지 않는다. 집주인이 아니기 때문에 집을 잘 가꿀 마음이 없는 것이다. 그러나 그 집에 더 깊은 사랑과 애착이 있는 주인은 어떻게든 새는 지붕을 막기 위해 근본적인 조치를 하려고 노력할 것이다.

우리 인간의 병이란 것도 결국 주인(마음 · 뇌간)이 게으르거나 있는지 없는지 모르는 상태에서 머슴(감정, 신피질과 고피질 일부)이 주인을 제치고 가짜주인 행세를 함으로써 집(육체)을 망가뜨린 결과인 셈이다.

마음을 다스리면 몸 건강도 따라온다
— 마음의 필름에는 건강의 그림이 보인다

우리는 어떤 존재일까? 인간은 대체 어떤 이유로 이 지구상에 태어나서 모든 자연과 동·식물을 지배하며 살 권리를 가진 것일까? 왜 다른 동물들은 육체만 있는데 유독 인간에게만 마음이라는 것이 있어, 생각하고 고민하게 하는 걸까? 수많은 궁금증이 수많은 세월동안 제기되었지만, 누구도 속 시원하게 답을 내놓지는 못했다.

물론 결과야 어찌 되었든 인간에게 마음이란 것이 있음은 이제 그 누구도 부인하지 못할 것이다.

우리는 흔히 '마음먹기 달렸다', '마음을 다스려라', '마음속 깊이 새긴다', '마음대로 해라'같은 마음과 관련된 말들은 자연스럽게 쓰면서도, 정작 마음이 무엇이냐고 물으면 정확하게 대답하지 못한다.

그러나 일단 마음이라는 단어의 어원적 의미는 제쳐 두고 생각하면 마음이라는 것은 우리 인간의 실체라고 볼 수 있을 것이다. 마음은 볼 수도 만질 수도 냄새 맡을 수도 없지만 실제로 존재하는 것임을 우리는 누구나 잘 알고 있다. 마음과 관계되는 것으로는 영혼, 생각, 감정, 의식 등이 있으며 이런 것은 학문적으로 분류하면 더욱 체계적으로 경중과 크기를 구분할 수 있다. 그러나 여기서는 모든 보이지 않는 마음세계를 육체라는 물질에 대응되는 하나의 묶음으로 보고, 마음이 어떻게 육체에 영향을 미치는지 생각해보자.

마음과 몸의 관계는 영화관의 필름과 스크린의 관계에 비유할 수 있다. 인간이라는 영화관에선 마음이라는 필름을 끼우지 않으면 스크린에 영상이 나타나지 않는다. 러브스토리 필름을 끼우고 상영하면 스크린에는 사랑하는 연인들의 아름다운 모습이 비춰지고, 전쟁과 관련된 필름을 끼우고 상영하면 찌르고 쏘고 죽이는 장면이 스크린에 나타나게 된다. 마음에 사랑과 행복, 기쁨과 즐거움, 감사함과 고마움, 발전과 성공, 건강과 웃음, 자신감 등의 필름을 끼우면, 몸이라는 스크린은 그대로 그런 긍정적인 요소들을 비춰 건강하고 행복한 모습을 보여준다.

그러나 반대로 슬픔과 비탄, 분노와 원망, 좌절과 열등의식, 패배와 불행, 두려움과 공포, 죄책감 등의 부정적인 필름을 마음에 끼우면 육체라고 하는 스크린에는 병과 피곤함만 나타나게 된다. 결국, 어떤 필름을 끼우느냐와 부정적 내용을 담고 있는 필름을 어떻게 바꿀 것인가 하는 숙제가 남는다. 자신을 사랑하는 사람이라면, 행복한 삶을 영위하고자 한다면 분명 전자를 택하리라.

'자율진동법'은 마음에 긍정적이고 행복한 영상을 담아내는 것을 도와줄 것이다. 자율진동법을 수행하면 마음속에 있던 더러운 부정의 덩어리들이 떨어져 나가고, 육체의 질병이 사라지게 된다.

필자는 지금껏 많은 치유를 통해 얻은 경험으로 특히 아픈 사람, 즉 고질병이나 불치·난치병이라고 부르는 것을 앓고 있는 분들에게 자신의 마음이라는 필름을 잘 살펴보길 권해 왔다. 그러면 역시나 환자들 대부분의 마음속에는 부정적 요소가 있게 마련이었다. 고혈압이나 중풍 환자는 원망과 분노라는 필름이 꽉 차 있고, 암 환자들의 마음에는 죄책감, 자기 비하, 열등감, 공포심, 두려움 등의 필름이 있으며, 당뇨병 환자들의 마음에는 미움과 질투 근심과 걱정이라는 필름이 들어 있었다.

현대 의학은 이러한 근본적 원인에 접근하지 못하고 오직 해당 부위만을 치료하거나 병균을 박멸함으로써 건강을 회복시킬 수 있다고 믿고 있다. 그러나 영화의 스크린을 아무리 긁어 댄다고 해서 필름이 바뀌던가? 아니다. 이러한 진리를 많은 의사들이나 환자들은 꼭 알아야 할 것이다.

마음의 필름을 바꿔 끼우면 그 순간 몸이라는 스크린에는 반드시 기적이 일어나게 되어 있다. 이것이 치유의 근본원리다.

※ 생각하는 방향으로 육체는 변한다

필자는 인간의 생각과 말이 육체의 변화에 얼마나 큰 영향을 주는지 자율진동을 지도하기 전 실험을 통해 수행자들 스스로 깨닫게 한다. 그래야만 진실을 믿게 되고 자신의 생각을 어떻게 가져가야 할지에 대해 다시 한 번 생각하기 때문이다.

가장 쉬운 방법은 추나 목걸이를 이용하는 방법으로 자신의 생각만으로 그것을 돌려보게 하는 것이다. 실에 매단 추나 목걸이를 든 뒤 그것을 쳐다보면서 '우로 돌아라' 또는 '좌로 돌아라', '좌우로 움직여라', '상하로 움직여라'하고 생각하면, 신통하게도 추가 움직인다.

또 한 가지 방법은 마음속에 불행하거나 원망스럽거나 걱정스럽거나 실패했던 일을 20초만 떠올리게 하고 팔을 쭉 뻗은 상태에서 시험자가 피시험자의 오른쪽 팔목을 누르고 피시험자는 힘을 써서 팔을 올려보는 것이다. 이때는 힘이 쭉 빠져 쉽사리 팔을 들어 올릴 수 없다. 반대로 행복한 순간, 여행, 봉사, 즐거움, 기쁨, 성공했던 생각을 떠올리게 한 뒤 실험을 해 보면 부정적 생각을 했을 때보다 훨씬 더 팔의 힘이 강해지는 것을 느끼게 된다. 이런 단순한 생각만으로도 힘이 빠지고 들어가는데 마음속에 항상 부정적 생각을 하고 살아가면서 병이 안 생긴다면 거짓말이 아니겠는가?

우리는 자신 안에 무엇이 있는지 잘 모른다. 그렇더라도 물질이라고 하는 피부, 오장육부, 뼈, 혈관, 신경, 호르몬, 세균, 혈액과 진액과 물, 숙변 등이 있고, 비물질적인 마음세계의 생각, 감정, 의식, 느낌 등이 있다는 것은 어렴풋이 알고 있다.

자율진동을 지도하다 보면 자기가 진동하는 것을 유체이탈해 지켜보았다는 사람, 자신의 몸속에서 뭔가가 빠져나갔다는 사람, 몸 안으로 밝은 빛이 들어왔다는 사람, 자신이 믿는 종교의 신을 만났다는 사람, 참 자아를 발견했다는 사람 등 여러 부류를 보게 된다. 그렇다면 그런 모든 것은 과연 외부에서 온 것일까? 아니다. 우리는 자기 속에 이미 물질적·비물질적인 것을 포함해서 무척이나 많은 것이 있다는 것을 알아야 한다. 그리고 무엇보다 중요한 것은 자신을 움직이는 것은 몸이 아니라 마음이라는 것을 명심하는 것이다.

무아지경에서 자율진동을 하다 보면 자신이 몸으로부터 빠져나와 자기 몸을 내려다보는 체험을 자주 하게 되는데, 필자가 아는 어떤 스님은 30년 동안 참선을 해도 발견치 못한 것을 세 시간 만에 발견했다고 기뻐하며 고마움을 전하기도 했다. 내 몸의 주인은 바로 나 자신이다. 주인인 내 마음은 내 병을 고칠 만반의 준비를 하고 있다. 이제는 그 기회를 줘서 육체를 치유하게 해야 할 것이다.

치유를 위한 떨림 현상
― 인체 내부의 리듬

※ 추우면 떨린다

추운 겨울날 눈보라가 휘날리는데 밖에 서 있으면 누구나 온몸이 와들와들 떨리게 된다. 의학자들의 말에 의하면 추우면 우리 몸이 세포나 근육을 떨게 하여 체온을 올리려고 하기 때문에 떨림 현상이 일어난다고 한다. 맞는 말이다. 우리 몸은 추우면 떨리고, 반대로 더우면 축 늘어지게 된다.

그러면 이 '떤다'는 현상은 인체의 어느 부위에서 통제하고 지시하는 것일까? 앞의 뇌의 메커니즘에서 살펴봤던 대로 바로 뇌간이 그 중심에 있다. 뇌간은 어떤 온도에서든지 몸을 생존하게 하기 위해 적절한 떨림 현상(진동 현상)을 이용한다.

즉 그때그때 환경에 적절하게 몸을 떨리게 해 생명을 계속 유지하는 것이다.

떨림 현상, 즉 진동 현상이라는 것은 이렇듯이 어떤 의도나 목적이 있어서 의식적으로 '떨어라'하고 명령받아 이루어지는 것이 아니라, 온도를 감지하는 순간 뇌간이 즉각적으로 반응해 나타나는 생명 메커니즘인 것이다.

바로 이러한 이유 때문에 생물 중에서 유일하게 인간만이 열대지방과 극한지방에서 모두 생존할 수 있는 것이다. 다른 동물들이 환경이 바뀌면 오랜 시간이 지나지 않아 적응하지 못하고 죽는 것과는 정말 판이하다. 이렇듯 어떠한 환경에서든 살아남도록 되어있는 인간은 그 자체로 소우주인 것이 틀림없다. 필자는 그렇게 되도록 배려하고 있는 그 근본 즉 우주의 진리에 한없이 경탄할 따름이다.

※ 간질은 왜 일어나나?

간질은 현대 의학에서도 고치기 어려운 병이다. 또한, 병의 발작형태가 매우 괴이하기 때문에 가족들 역시 쉬쉬하며 병을 감추고는 한다. 그런데 가만히 이 간질을 관찰해보면 발작이라는 매우 특이한 진동 현상을 볼 수 있다. 일반인들은 그 발작 즉 떨림을 병이라고 생각하지만 오히려 그 떨림은 병이라기보다 뇌의 이상으로 인해 생기는 현상에 가깝다. 뇌에 이상이 있음을 떠는 행동을 통해 나타내는 과정인 것이다. 어떻게 보면 떨림을 통해 순간적으로 자가치유를 하는 과정이라고도 볼 수 있다.

자율진동법의 떨림은 흔히 이 간질 발작과 매우 유사하게 보일 수도 있다. 그러나 재미있는 것은 대부분의 간질 환자들이 자율진동을 시도하면 발작이 사라진다는 점이다. 대뇌피질의 이상과 흥분으로 나타나는 것으로 추정될 뿐 간질이 왜 발병하는지 실제 원인을 정확하게 알 수 없는 것과 마찬가지로, 자율진동의 어떤 점이 간질을 치유케 하는지 역시 확실하지 않다. 하지만 추측하건대, 온몸의 기가 자유롭게 순환하면서 일어나는 자율진동이 몸의 특정부위의 기만 뚫어주는 것이 아니라 대뇌피질에까지 영향을 미치는 것이 아닐까 생각한다. 필자의 오랜 경험으로 보면 30여 명 정도의 간질환자 모두 자율진동법으로 치유되었다. 간질 때문에 외출도 못하고 결혼도 못하고 직장 생활도 하지 못하던 사람들이 짧은 기간에 새로운 인생을 찾게 된 것이다.

이런 이유에서 필자는 간질을 앓고 있는 사람에게는 꼭 자율진동법을 해볼 것을 권한다. 놀랍게도 단 한 번으로 완치되는 경우도 종종 있었다. 특히 자율진동법은 뇌와 관련된 이상에 있어서 매우 즉각적인 효과를 나타내기 때문에 더욱 그렇다. 뜻이 있는 곳에 길이 있다. 주변에 간질로 고통받는 분이 있다면 자율진동의 자가치유법을 권해 건강하고 행복한 삶을 함께 누릴 수 있도록 이끌어 주었으면 한다.

※ 어른은 죽어도 어린이는 산다

인간은 태어나면서부터 '본능'을 가지게 되며, 이 본능에 후천적으로 학습을 통해 얻은 지식과 경험이 더해지면서 성숙한 인간으로 성장하게 된다. 그런데 누구나 거치게 되는 어린이 단계의 생명유지 능력은 성인의 것과 커다란 차이가 있다. 몸집도 작고 지식도 적은 단계지만 어린아이가 갖는 생명력은 성인의 것과 비교해 놀라울 정도로 강력하다.

이러한 현상은 일상생활에서 수시로 볼 수 있다. 넘어져서 땅에 머리를 강하게 부딪친 경우 성인이라면 70% 이상 뇌진탕이나 뇌와 관련된 충격으로 사망에 이르지만 어린이의 경우는 외상이나 타박상을 입는 경우가 10% 미만에 불과하다. 물론 키가 작아 땅과 머리와의 거리가 좁은 것 체중이나 머리뼈의 강도 차이도 변수가 될 수 있다. 그러나 핵심적인 요소는 뇌 안에 있는 뇌간에 있다.

성인의 경우 신피질이 과다하게 활성화되어 있어 뇌간의 생명력은 저하되어 있는 상태다. 자생력이나 생명력을 보전할 능력이 현저히 떨어져 있는 것이다. 그래서 충격을 받았을 때 그것을 잘 이겨내지 못하는 것이다. 반면 어린아이는 뇌간과 고피질이 성인보다 훨씬 더 발달되어 있고 신피질이 비교적 안정되어 있기 때문에, 생명력을 보전하는 뇌간의 능력이 성인보다 훨씬 크다.

그러나 안타깝게도 컴퓨터나 게임의 영향으로 어린아이들도 성인만큼이나 신피질이 활성화되어 있어 생각이나 고민이 많거나 심지어 자살을 결심하는 아이들도 있다. 생명력이 위축되어 아이들이 소아 질병뿐 아니라 성인병까지 걸리는 현실이 참으로 가슴 아프다. 인류의 미래를 위해서도 과학자나 전문가들이 이런 현상을 예의 주시했으면 좋겠다.

여기서 내가 강조하고 싶은 것은 우리 모두 어린아이처럼 살 필요가 있다는 것이다. 즉 부정적인 사고를 지니고 고민하며 살지 말자는 것이다. 내일 걱정할 것은 내일 하면 되지 미리 당겨서 고민하지 말자. 이것이 바로 건강으로 가는 한 가지 비결일 것이다.

가장 단순하고 원초적인 수련
— 생명진동의 자연스러운 동작

일반인들이 자율진동의 수련 자세를 이해하기란 쉽지 않을 것이다. 앞에서도 설명했듯이 자율진동을 시작하면 마치 발작을 하듯이 갑자기 몸의 각 부분이 다양한 형태로 떨리고 흔들린다. 팔을 사방으로 휘젓는 사람, 아픈 부위를 반복적으로 때리는 사람, 마치 물 밖에 나온 생선처럼 누워서 펄쩍펄쩍 튀어 오르는 사람 등 각자 가지고 있는 에너지 패턴과 체질에 따라서, 진동은 다양한 형태로 온다. 그러므로 자율진동은 무슨 체조법이나 수행법처럼 반드시 이러저러한 절차대로 하라고 가르쳐줄 수 없다. 그래서 일반인들은 쉽게 이해할 수 없을 수도 있지만, 이것이 바로 자율진동의 특징이다.

그러니 이렇게 생각하면 이해가 쉬울 것이다. 갓 태어난 아기를 떠올려보자. 누가 울라고 시키거나 몸부림을 치라고 가르친 적은 없지만 아기는 의식하지도 못한 상태에서 팔다리를 버둥거리거나 자지러지게 울거나 까르르 웃는다. 이처럼 자율진동은 이성 때문에 본성이 억압된 평소의 상태를 벗어나 바로 이 아기와 같은 원초적인 상태로 돌아간 완전한 이완과 자유의 상태를 만끽할 때 일어난다. 주변의 소리도 모두 들리고 내 몸이 어떻게 움직이는지도 자각하는 상태에서, 그저 몸이 움직이는 대로 자연스럽게 놔두면 기운이 몸 각 부분으로 자연스레 옮겨가는 것을 경험할 수 있게 될 것이다. 이러한 일은 억압되었던 뇌간이 되살아나 생명력이 가장 필요한 곳에 에너지를 보내는 과정에서 발생한다. 이 과정을 거치고 나면 성인이 되기까지 그동안 겪었던 경험과 난관들 때문에 움츠러들었던 본연의 자신감까지 다시 부활한다.

어렵게 생각할 필요가 없다. 간혹 많이 배우고 고민이 많은 사람일수록 '어떻게 진동이라는 게 일어난다는 거야'하고 의심하거나, '도대체 떨림이 오는지 안 오는지 지켜보자'하고 오기를 부리는 경우가 있는데, '내 몸이 모든 것을 알고 있다, 나는 반드시 건강해질 수 있다'는 강한 신념을 가진다면 우리 몸이 본래 가지고 있던 생명의 진동은 자연스레 일어난다. 잊지

마라. 인간에게는 무한한 잠재능력이 있고 필자가 하는 일이라고는 자기 힘으로 그 능력을 응용하지 못하는 사람에게 '할 수 있다'는 신념을 심어주는 것뿐이다.

※ 자율진동의 단계와 유의사항

자율진동법은 1단계 전신 자율진동, 2단계 복부 자율진동, 3단계 부분 자율진동 등 3단계로 이루어진다. 각 단계는 저마다 고유한 특성을 가지고 있으며, 각 단계를 마쳐야 한 단계씩 진전하게 된다. 즉 2, 3단계는 1단계를 완전히 숙달한 뒤에 일어나게 되는 것이다.

필자는 지난 30여 년간 성직자나 기공 관련 종사자, 의사, 병원에서 치료를 포기한 불치병이나 난치병으로 고생하는 환자들을 포함해 약 30만여 명을 지도한 바 있다.

그러나 상황이 이렇다 보니 일부 종교 종사자나 기 수련자들 중에서 자신이 자율진동의 창시자라거나 신의 계시를 받았다고 하면서 자율진동법이라는 명칭을 사용하는 자들이 비일비재하게 되었다. 그러니 독자들은 행여 그러한 사이비 기공 종사자들에게 속지 말기를 바란다.

자율진동을 하기 전에 몇 가지 준비해야 할 사항이 있는데 그것은 다음과 같다. 이것은 필자의 지도를 받을 때나 추후 혼자 자율진동을 시행할 때도 동일하게 적용된다.

첫째, 편안한 복장을 착용하는 게 좋다. 치마나 짧은 반바지 등을 입으면 격렬한 진동에 방해가 되므로 주의한다.

둘째, 비닐 봉투와 휴지를 준비하자. 암 환자나 기타 독소가 많은 사람의 경우에는 구토를 하게 되기도 한다.

셋째, 유아나 어린아이들은 쉽게 진동에 동요되므로 근처에 오지 못하게 한다.

넷째, 거동이 아예 불가능한 사람은 자율진동을 시행하지 않는 게 좋다.

다섯째, 술을 마시거나 약을 복용한 상태로 자율진동을 시행해서는 안 된다.

여섯째, 위험한 물건이 있는 공간이나 계단, 난간 등에서는 자율진동을 금해야 한다.

일곱째, 다른 사람이 보고 있는 상황에서는 무의식의 상태로 들어가기 힘들므로 자기만의 공간이나 밀폐된 공간에서 수련을 시행한다.

앞에서도 설명했듯이 자율진동은 다음의 3단계로 구성되며, 각각의 단계를 마쳐야 다음 단계로 넘어가게 된다.

제1단계 전신 진동은 자율진동법의 기초단계로 '몸이 건강해진다'는 무의식의 신념을 의식적으로 발현시켜 온몸에 진동을 일으키는 단계다. 이 단계는 자신의 의지와는 상관없이 뇌간이 온몸의 기를 운용시켜 진동이 일어나게 함으로써 치유가 일어난다. 이 단계에서는 막혀 있거나 뭉쳐 있었던 혈과 기가 모두 뚫린다.

또한, 이 전신 진동은 사람의 체질과 성향에 따라서 각기 다른 형태와 동작으로 나타나기 때문에 어느 한 가지 정형화된 패턴으로 정의할 수 없다.

이 단계에서는 의도하지 않았는데도 울음, 고함, 비명, 구토 등이 터져 나오며, 몸의 특정 부위를 두드리거나 몸을 흔들고 마구 뛰어다니거나 구르고 하품을 하는 등 다양한 형태의 진동 현상이 나타난다.

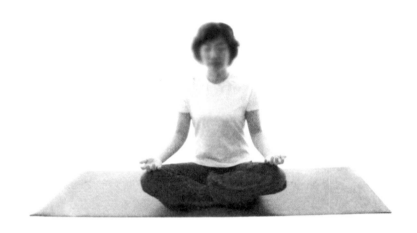

위의 사진처럼 먼저 편안한 자세로 앉아 양손을 무릎 위에 놓는다. 손바닥은 하늘을 향하게 한다.

① 코로 천천히 아랫배가 부풀어 오를 때까지 크고 깊게 숨을 들이쉰 다음 입으로 천천히 숨을 내쉬기를 10회 반복한다.

② '온몸이 편안해진다'고 의식적으로 생각한다. 심신이 안정되면 손이 찌릿찌릿해지면서 작은 떨림이 오는 것을 느낄 수 있을 것이다.

③ 의식적으로 '진동이 점점 더 강해진다', '점점 더 떨린다'고 생각하라. 떨림이 쉽게 오지 않으면 손이나 발을 의식적으로 떨어줘도 좋다. 이때 강제로 떨림을 멈추거나 다른 곳으로 옮기려 하지 말고 그저 '점점 더 진동이 강해진다'고 생각한다.

④ 온몸이 떨리기 시작하면서 몸의 아프거나 좋지 않은 부위로 떨림이 집중된다. 계속해서 '진동이 점점 더 강해진다'고 되뇐다.

⑤ 그래도 1단계 진동이 잘 시행되지 않는 사람은 직접 협회로 문의를 하거나 숙련자의 지도를 받는 것이 바람직하다.

2단계 : 복부(오장육부) 진동

1단계를 충분히 숙달해 자유자재로 자율진동을 할 수 있게 되면, 2단계 복부 진동으로 넘어가게 된다. 이 단계는 말 그대로 자기 내부에 있는 기운을 마음대로 운용하게 되는 단계다. 1단계에서 기혈의 순환 통로를 완전히 뚫어 놓았다면 2단계 복부 진동을 통해서는 기혈의 생산과 운용이 원활히 될 수 있도록 오장육부의 기능을 활성화하게 된다. 이 단계에서 진동이 오기 시작하면 뱃속의 독소가 호흡을 통해 배출되거나 하복부의 배출구를 통해서 몸 안에 쌓여 있던 노폐물이나 비정상적인 것이 빠져나오는 기적이 종종 발생한다. 특히 여성들의 경우 자궁 관련 질환이 있을 때 그러한 사례가 많이 있었다.

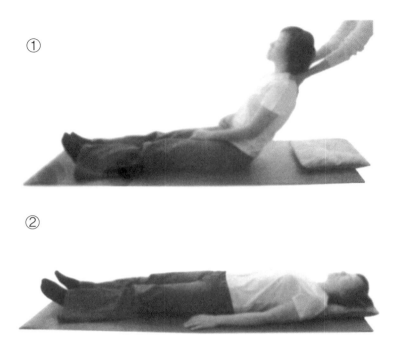

① 위의 ②번 사진에서처럼 그 자리에 편안히 눕는다. 이때 1단계 진동을 하다가 자연스럽게 2단계로 넘어가는 경우도 있다. 앉은 자세로 있을 때 머리 뒤쪽에서 무언가가 끌어당기는 느낌이 들 수도 있는데 이때 자연스럽게 이끌리는 대로 몸을 뉘이면 된다.

그러나 1단계에서 2단계로 바로 넘어가는 경우에는 사진 ①에서처럼 옆에서 누군가가 대기하고 있다가 누우면서 다치지 않도록 방석 등으로 머리를 받쳐 주어야 하며 가능하면 숙련자의 지도 없이 혼자서 진행하지 않는 것이 좋다.

② 코로 숨을 들이쉬고 입으로 내쉬는 동작을 10회 정도 반복하면서 복식호흡에 의식을 집중함으로써 신피질을 안정시킨다.

③ 지도자의 지시에 따라 움직이면서 복부에 기운이 꿈틀거리고 움직이는 것을 느낀다.

④ 이때부터 점점 더 기운이 커지게 되며 '오장육부에서 진동이 일어난다'고 강한 신념을 가지면 전혀 움직이지 않던 장기들이 움직이는 것을 느끼게 된다.

⑤ 이 단계의 중요성은 오장육부의 균형을 맞춰 모든 장기가 상생할 수 있는 분위기를 조성함으로써 건강을 되찾는 것이다.

3단계 : 부분 진동

앞에서도 언급했듯이 마음이라고 하는 필름에 의해 몸이라고 하는 스크린에 영상이 맺힌다. 다시 말해 마음이 육체의 구석구석을 자기 뜻대로 움직이는 단계가 이 3단계이며 2단계를 마친 경우에 한해 3단계로 진행할 수 있다.

이 3단계는 눈이면 눈, 혈관이면 혈관, **뼈**면 **뼈**, 발가락이면 발가락의 부분 부분을 정밀하게 진동하는 방법으로서, 1, 2단계를 마친 사람이면 누구나 할 수 있다.

이 3단계를 거치면 육체를 자기 마음대로 다룰 수 있게 되는 것은 물론 부분적으로 아픈 부분을 집중적으로 진동시켜 치유할 수 있는 고차원적인 치유운동이 가능하게 된다. 두통을 치유하는 데도 유용하다.

자율진동 후 마무리

자율진동을 격렬하게 한 사람은 일부 탈진 상태까지 가기도 하지만, 경미하게 한 사람은 몸이 개운하고 뭔가 꽉 찬 느낌을 받게 된다. 자율진동을 한 후에는 스스로 자신을 치유할 수 있음을 감사하고 1~2분가량 안정을 취한 뒤 지도자의 구령에 따라 마치면 된다. 이때 가장 중요한 것은 진동 후에 나타나는 자신의 변화와 호전 반응을 기억하고 다음에는 어떻게 점진적으로 나아지는지 관찰하는 일이다. 자율진동을 하다 보면 나쁜 곳은 더욱 아프게 되는 현상이 나타나는데 이것은 나쁜 곳이 치유되는 과정이므로 잠시 쉬었다가 다시 반복하도록 한다. 그러면서 통증이 완전히 없어지게 되면 치유가 된 것이다.

자율진동을 할 때 유의사항

자율진동은 말 그대로 '원시 상태'와 같이 인간의 본능적인 부분이 전혀 감춰지지 않고 나타나기 때문에 다른 사람이 자율진동을 하는 것을 보면 어색한 느낌이 들 수도 있다. 그러나 '꿩 잡는 것이 매'라고, 이는 병을 치유하는 과정이므로 자연스러운 현상으로 보아야 한다. 자율진동을 하려면 반드시 가족이나 친구 같은 보호자가 곁에 있어야 하며 한집에 사는 사람에게 자율진동을 하고 있다는 것을 반드시 사전에 알려야 한다. 자칫 발작이나 정신이상으로 오해받는 해프닝이 일어날 수도 있기 때문이다.

① 자율진동을 하다 보면 간혹 마비나 경직이 나타나는 사람들이 있다. 이런 일은 진동을 제대로 받아들이지 못하고 거부하거나 부정적인 생각을 하게 되는 경우 일어난다. 그럴 때는 빨리 진동을 멈추게 하고 마사지를 해주어야지 그대로 방

치하면 역효과가 날 수도 있다.

② 토하거나 배설을 하는 경우가 있으므로 휴지나 비닐봉투를 충분히 준비한다.

③ 1단계나 2단계 진동 도중에는 울거나 소리를 지르게 되므로, 방음이 잘되어 있거나 주변에 피해를 주지 않는 장소에서 수행해야 한다.

④ 위험한 작업장이나 물건들이 많은 장소, 산만하고 소란한 장소 등은 피해야 한다.

⑤ 자율진동 과정을 처음 시작할 때는 지도자에게 정상적인 방법으로 배우는 것이 가장 좋다. 처음부터 혼자서 자율진동을 하는 경우 문제가 발생하거나 위험해질 수도 있다.

사람마다 다른 경험

자율진동은 본래 누구나 각자의 힘으로 할 수 있지만 필자가 지도하면 단시일 내에 더 강한 진동을 경험할 수 있게 된다. 그 이유는 여러 가지로 설명할 수 있다.

첫째 필자는 강한 에너지 파장을 가지고 있기 때문이다. 혹자는 '다른 사람의 기 에너지가 10볼트나 100볼트 정도라면 윤 총재의 기 에너지는 수천 볼트'라고 추켜세우기도 한다. 그 말을 부인하지 못할 것이 필자 스스로도 손에서 강한 전류를 느끼거나 필자가 손을 대면 강한 기가 더해진다는 말을 종종 들었기 때문이다. 또한, 필자가 그간 자율진동을 지도하면서 겪어왔던 다양한 경험도 한몫하고 있다고 생각한다.

예를 들어 깨달음은 자기 스스로 얻는 것이지만 그 깨달음의 과정에서 사람들은 스승을 찾는다. 좋은 스승은 그 과정을 쉽게 해주고, 고요하고 평화로운 분위기, 할 수 없었던 일도 할 수 있을 것 같은 자신감을 만들어주기 때문이다. 필자도 지금까지 스승의 역할을 자처하면서 많은 사람들이 자율진동을 체험할 수 있도록 도왔다. 그러는 동안 병으로 고생하던 사람들의 몸이 씻은 듯이 가뿐해지고, 거동이 불편했던 환자들이 자연스럽게 움직이는 것을 30여 년 동안 지켜보면서 '자율진동법을 통하면 병을 치유할 수 있다'는 필자의 신념은 점점 더 강해졌다. 필자는 그 강한 신념이야말로 자율진동을 하는 대상에게 강력한 영향을 미친다고 생각한다. 그리고 다양한 삶의 궤적을 숱하게 봐왔기 때문에 이제는 척 보기만 해도 상대방이 어떤 인생을 살아왔고 어떤 문제 때문에 왜 고생하고 있는지가 가슴이 저릿저릿 저릴 정도로 금세 느껴진다. 그래서 때로는 환자가 토해낸 나쁜 것들을 손으로 받아내고 대소변까지 치우면서도, 더럽다거나 불결하다는 생각은커녕 마치 내 병이 나은 것처럼 기쁘고 신이 났던 것이다.

앞에서 설명했던 자율진동법은 누구나 각자 집에서 스스로 시도할 수 있다. 그러나 조금이라도 미진한 점이 있거나 좀 더 상세한 내용을 알고 싶으신 분은 필자가 지도하는 협회 모임에 참석할 것을 권한다.

몸이 가뿐하고 마음이 산뜻하게
눈 뜨는 자율진동
─ 육체 내부의 세포가 날아갈 듯 상쾌해진다

우리 인체는 유선과 무선으로 이루어져 있는 하나의 소우주, Whole-being이다. 그러나 외람된 이야기지만 이제까지의 운동법 수련법 치료법들은 몸이면 몸, 마음이면 마음, 정신이면 정신, 어느 한두 가지에 초점을 맞춘 경우가 대부분이었다.

그러나 자율진동법은 아주 단순한 동작을 통해서 머리끝에서부터 발끝까지 연결되어 있는 복잡미묘한 신경망인 유선과 그것을 넘어선 자율신경계인 무선, 눈에 보이는 실체인 몸과 그 몸이 담고 있는 마음을 통합시킨 수련법이다. 이러한 훈련법은 아마도 '자율진동법'이 최초가 아닐까 한다.

한번 상상해보라. 몸 어디 세포 한 군데조차도 일그러지거나 아프지 않은 상태, 마음 어디 하나 맺히거나 경직된 것이 없이 완전히 이완되어 날아갈 것 같은 상태. 그런 상태가 된다면 우리의 하루하루가 얼마나 달라지겠는가?

자율진동은 육체를 우주생성의 근본 이치에 따라 제자리로 돌아오게 하는 치유, 마음의 에너지를 극대화해 완전한 평화를 맛볼 수 있게 하는 명상, 우리 인체 내부와 외부를 둘러싸고 있는 우주의 기운을 깨우는 기, 그것보다 더 고차원적인 득도의 경지까지 신피질과 구피질과 뇌간을 통해서 내 온몸의 유선과 무선이 확장되며 경직성이 풀어지는 일련의 과정을 포함한다.

마치 호수에 돌을 던지면 그 파문이 원형으로 진동하며 멀리멀리 퍼져 나가듯이, 자율진동의 이러한 놀라운 패러다임을 이해한 상태에서 진동에 임하면, 각자의 끈기에 따라 엄청난 효과를 거둘 수 있다. 이게 바로 자율진동법의 매력이다.

물론 당장 신체적인 질병에 시달리고 있는 사람이라면 1차적으로 몸이 나아지는 단계로 진동이 온다. 그러나 몸이 완전히 치유되어 건강한 상태로 돌아오게 되면 진동은 우리 인체가 가진 에너지 출구인 차크라를 활성화시키기도 하고 우리 몸을 둘러싸고 있는 7개의 에너지 차원을 열어 '나'라는 존재가 우주처럼 확장되는 극도의 각성 상태, 더 나아가 명상 수행자들도 채 경험하지 못했던 생명 에너지의 새로운 경로까지 발견할 수 있게 해준다.

자율진동법은 형식이나 준비, 음악이나 의식이 없이 그야말로 진동을 하는 개개인의 자유로운 패턴에 따라 이루어지기 때문에 원시적인 생명 에너지의 파워를 더 끌어낼 수 있다.

각자가 가지고 있는 에너지 노선과 전생을 통해 축적해온 에너지 보유량에 따라서 자유롭게 몸을 진동시킨다는 점에서, 자율진동법은 음식으로 따지자면 가공되지 않은 천연음식처럼 단순하고 명쾌하다.

아무리 이론으로 가르치고 외워도 그렇게 익힌 것은 금세 잊어버리지만, 몸으로 한번 익힌 것은 잘 잊히지 않는다. 우리 몸에는 놀라운 자연치유력과 우주생성의 놀라운 비밀이 있기 때문에 '할 수 있다'는 신념을 가지고 그것을 끌어내 준다면 기적은 일어난다. 자율진동은 단순하고 원시적이라는 점에서 오히려 메커니즘에 집착하는 현대인의 병을 뒤집을 수 있는 힘이 있다.

화두를 잡거나 호흡을 하는 등 모든 수행법에서 집중을 요하는 이유는 바로 집중이 되는 순간 고주파의 에너지가 형성되면서 강한 에너지가 나오기 때문이다.

그러나 그런 과정 없이도 자율진동은 몸의 동작을 통해서 마치 파문이 퍼져 나가듯 자연스럽게 몸의 부분 부분을 완전히 강하게 집중된 상태로 유도한다. 언제나 그렇듯 단순한 게 가장 아름다운 법이다.

자율진동을 통한
치유 사례

각종 난치성 성인병

당뇨병(1) 두 번의 수술을 비켜가다

― 자율진동 체험기 ―

당뇨라고 진단받고 열심히 살아온 지도 벌써 35년이 지나고 있습니다. 1977년 제약회사 입사 신체검사에서 당뇨라고 진단이 나왔을 때 먼저 입사한 친구의 도움으로 겨우 합격할 수가 있어 22년이란 긴 세월을 영업부, 학술부에서 근무하면서 당뇨 환자라는 사실을 잊고 살아온 것입니다.

부친과 아들 셋 그리고 여동생이 당뇨 환자로 현대 의학에서 말하는 '유전성 당뇨'에 걸린 당뇨 가족이었지만 모두 편안한 삶을 살아왔습니다. 격렬한 유도로 단련된 저는 항상 '일한 만큼 먹는다'는 신념으로 먹거리를 가리지 않고도 항상 건강하게 당뇨 환자의 애환을 남의 일처럼 여기는 교만함이 내재해 있었습니다.

병원과 약국에 약을 납품하면서도 비타민조차 먹지 않았던 저의 건강력은 참으로 신기할 정도로 건강하게 삶을 살고 있었습니다. 잘 먹고 잘 싸고 잘 자고 잘 쉬고…. '4쾌'를 부르짖으며 의사회, 약사회 임상학회에는 빠지지 않았던 당뇨 환자였습니다. 그런데 결론은 항상 '낮으면 높이고 높으면 낮춰라'였습니다. 배울 게 없는 내분비 당뇨 교실이라 혈당강하제는 쳐다보지 않았습니다.

건강남인 저는 제약회사 퇴직 후 기자가 되었을 때도 여전히 술·담배를 전혀 입에 대지 않았고 운동을 계속했고 스트레스는 아예 받아들이지 않는 기묘한 노하우로 중년의 길에 접어들었고 항상 긍정적 사고방식으로 미소 담고 다니는 의약 전문 기자였습니다. 남자 40대 사망자가 늘어났지만 저는 두려움 없이 사명감 갖고 언론인으로 당뇨 기사를 쓰면서도 자신이 당뇨 환자라는 사실을 잊고 산 것입니다.

그런데 이게 웬 날벼락인가? 2007년 오른쪽 눈 동공을 공안과에서 수술받았고 2008년 오른쪽 발바닥 괴사로 수술받고 뇌경색 치료받고 또 받고…. 숨어있던 합병증 독소들이 제게 생명을 내노라는 듯 할퀴며 달려들었습니다. 평소 당뇨 관리를 잘해왔지만 시작된 당뇨 합병증은 마지막 나의 심장을 두들겨 팬 것입니다.

2009년 4월 중순 한일병원에서 왼쪽 족부 괴사로 발가락 두 개 자르고 12일간 혼수상태에 빠졌다가 깨어나 강남 삼성병원에서 심혈관 이식 수술받고 다시 한일 병원에서 7차례 발

수술받는 고통 속에 당뇨 환자로 산다는 자체가 큰 스트레스로 다가왔습니다. 그리고 다시 법률 기자로 복직하여 언론인으로 본분을 다할 즈음 우리나라에서 독보적인 윤청 총재님의 '자율진동법' 수련을 시작했습니다. 처음에는 과연 저에게도 다른 사람처럼 기적이 일어날 수 있을까 하는 의구심이 들었지만 국내외에서 믿기 어려운 치유 과정의 동영상을 보면서 놀람과 감격이 저의 가슴에 저려오면서 '자율진동'을 할수록 나을 수 있다는 확신이 온몸에 퍼지는 것 같았습니다.

시간이 허락할 때마다 총재님 댁을 방문하여 여러 수련생들과 호흡을 맞춰 자율진동 수련에 땀을 흘린 결과 현재 당뇨가 정상을 되찾고 재발된 족부 괴사 수술을 중단한 정형외과 족부 전문의는 고개를 갸우뚱 하시면서 퇴원을 권했고 안과에서는 핏줄 터진 왼눈수술을 2~3개월 두고 보자며 퇴원하라 했습니다. 두 번의 긴급한 수술을 중단한 의사들은 저에게 신기한 당뇨 환자라고 말하기도 했습니다. 자율진동 수련대로 집에서도 병원에서도 끊임없이 시간 날 때마다 심장을 향해 발을 향해 복부를 향해 저의 진동법은 계속되고 있습니다. 생명을 다하는 그날까지 생활운동처럼 계속할 겁니다.

대한법률신문 의약전문기자 **김 철 수**

당뇨병(2) 한 달 만에 정상 혈당치 회복

옛말에 일병장수 무병단명—兵長壽 無病短命이라는 말이 있다. 평소 병을 조금씩 앓아 본 사람이 오래 살지, 병을 앓아보지 않은 사람은 오래 살지 못한다는 조금은 역설적인 이야기다. 그러나 이는 평소 자신의 건강에 대한 관심과 노력이 중요하다는 것을 강조한 지극히 타당한 뜻을 담고 있다.

현대 의학의 눈부신 발달로 이제는 치료에 많은 진전을 보게 됐다고는 하지만 아직도 완치되지 않는 난치병 중의 하나가 당뇨병이다.

전자부품을 생산하는 중견기업의 부장인 K씨(46세)는 유창한 외국어 실력과 시원시원한 성품, 그리고 격의 없고 친근한 매너로 회사에서 알아주는 일꾼이었다. 수많은 바이어를 상태로 빈틈없는 상담 솜씨와 함께 술자리에서도 호방한 성품으로 명성 높은 인물이었던 모양이다. 특히 친구들 사이에서는 당당한 체구와 왕성한 식욕으로 건강을 과시하며, 화제가 건강 쪽으로 옮겨가면 "열심히 살다 보면 병도 비껴가는 법이야. 바쁜 세상 병 걸릴 시간이 어딨어."하면서 호기를 부리곤 했다.

그러나 이 멋쟁이에게도 병이 끝까지 비껴만 가지는 않았던 모양인지 서서히 이상한 증세가 찾아온 것이다. 너무 먹는다 싶을 정도로 늘 허기가 지는가 하면 시도 때도 없이 물을 찾게 되는 것이었다. 짜증스러울 정도의 권태와 나른함이 일에 대한 성실성마저 앗아간 채 매사 의욕을 잃게 되었다. 무병장수를 큰소리치던 그에게 드디어 병이 진격해 온 것이다.

당뇨병. 그는 한 가정의 남편이자 20여 년간 쌓아온 회사에서의 그의 위치를 고려할 때 그 병과 싸우기 위한 잠깐의 공백도 허용할 수 없었다. 약물요법과 운동요법을 병행하여 투병의 의지를 불태웠지만, 사운을 걸 만큼 중요한 회사 일은 늘 그를 쫓기게 했고, 좋아졌다가 나빠졌다 하는 증세의 반복 속에 그의 병은 더욱 깊어만 갔다.

동생의 소개로 필자를 찾아온 그는 이미 꺼칠해진 피부색과 함께 초췌한 모습으로 병색이 완연했었다. 그러나 본인의 강한 의지와 신념으로 시작한 자율진동은 5일 만에 혈당치를 정상에 가깝게 내리게 했으며, 한 달 후에 반복된 검사에서도 당뇨병의 증세를 찾을 수 없을 만큼 호전되었다.

간경변 진동 40일 만에 손발 붉은 점 사라져…

간장은 복강 내의 오른쪽 맨 윗자리 횡격막 아랫면에 붙어 있는 1,200~1,500g의 무게를 지닌 인체 내 가장 큰 장기다.

간장이 하는 일을 크게 나누면 대사 배설 해독 및 방어기능, 조혈, 혈액응고, 순환기능 등으로 나눌 수 있으며, 간장이 질병에 걸리는 데는 간염바이러스, 각종 세균, 스피로헤타에 의한 감염, 알코올로 인한 영양장애 중독, 대사이상 등 많은 원인이 있다. 물론 질환에 따라 증세는 다르지만 대부분 통증이나 메스꺼움 구토 설사 변비 황달이나 심한 피부가려움증 등이 나타난다. 특히 거미가 다리를 벌린 것 같은 모양의 혈관종 현상, 손바닥 발바닥이 발갛게 되는 홍반 현상 등은 대표적인 간염 간경변증 지방간 간암 등의 자각증상이다. 이 외에도 증상은 헤아릴 수 없을 만큼 다양하며 내과 · 외과적 치료 외에 식이요법과 함께 충분한 휴식을 필요로 하는 병이다.

P씨(49세)는 H건설의 상무이사였다. 그는 중후한 중년 신사로서 회사에서는 공사수주 관계를 전담하고 있었다. 그는 간경변이라는 청천벽력과 같은 진단을 받고 넉 달째 통원치료를 받고는 있었지만 빨리 완쾌되지 않는 자신의 병에 대해 초조함과 더불어 알 수 없는 불길한 예감을 안고 협회를 찾아왔다. 필자는 그와 마주앉아 한 시간 정도 편안한 기분으로 평범한 세상사 얘기를 나누며 자연스럽게 병에 대한 자신감을 갖도록 유도했다. 그런 후 2~3일 정도 자율진동으로 진동이 인체에 미치는 신비한 체험을 먼저 경험하도록 했더니 그는 서서히 자신감을 갖기 시작했다. 그 후 자율진동법이 인체에 어떠한 영향을 주는지와 그 메커니즘을 설명하였더니 쉽게 이해했고, 편안한 기분으로 자율진동에 임했다.

　필자는 그의 경우 전신을 포괄하는 자율진동법이 효과적이라고 생각했다. 극도로 저하된 원기를 배양시켜 인체의 저항력과 면역성을 키우며 자생력으로 자신의 병을 이길 수 있는 지구력을 키우는 것이 급선무였기 때문이다.

　한 달 후 그는 구도자 같은 경건한 자세로 자신이 원하는 부위에 자유자재로 진동을 유도할 수 있게 되었으며 40여 일 후에는 손과 발에 나타났던 홍반이나 거미 모양의 혈관종과 함께 가슴의 통증도 서서히 사라졌다. 그는 자율진동에 의한 자가치유에 성공한 것이다.

고혈압 초조한 마음의 부담까지 진동으로 날린다

눈부신 인류문명의 발달과 함께 질병 역시 꾸준한 변화와 진전을 계속해 오고 있다. 인간은 수많은 질병을 정복했지만 새로운 질병들은 더욱 강하고 달라진 모습으로 인간을 위협하고 있다는 생각을 떨쳐 버릴 수가 없다.

다른 질병과는 달리 평소의 생활에 큰 불편이 없고 대단한 고통을 수반하는 병이 아니면서도 시한폭탄처럼 언제 터질지도 모른다는 불안과 공포를 수반하는 병이 고혈압이다. 특히 우리나라의 경우 혈압과 관련된 뇌혈관 질환자의 사망률이 전체의 25% 이상을 차지한다는 사실은 결코 쉽게 넘길 일이 아니다.

잘 알려진 모 학원의 영어강사로 나름대로의 실력과 인기를 확보한 C씨(47세)는 적지 않은 수입에도 불구하고 연로한 부모님과 동생들의 뒷바라지에 여념이 없었다. 정작 자신은 책조차 제대로 쌓아 놓지 못하는 작은 연립주택에서 번역이나 저술 등의 부업을 하지 않으면 안 될 정도의 곤궁한 생활을 해 나가는 형편이었다. 평소 꼼꼼하고 강한 책임감 때문에 시간에 쫓기면서도 다음 날 강의 준비만큼은 잠자는 시간을 쪼개서라도 완벽하게 준비하지 않고서는 불안해 잠을 이룰 수 없는 성격이었다. 자연 그에겐 건강에 많은 무리를 가져오게 됐고, 그것은 또 자신의 몸 안에 자리 잡은 지병이 나타나기 시작한 계기가 되었다.

언제부터인가 이유를 알 수 없는 두통이 계속되고 오후만 되면 격심한 피로감이 엄습해 왔다. 진단 결과 중증의 고혈압으로 밝혀졌고, 혈압 강하제 등의 약을 아무리 먹어도 언제 쓰러질지 모른다는 생각이 하나의 공포와 불안증으로 그의 병을 더욱 깊게 했다.

같은 학원에 근무하는 다른 선생님의 소개로 필자를 찾은 그는 첫눈에도 초췌하고 지친 모습을 감추지 못했다. 필자의 유도에 의해 시작된 자율진동은 신묘한 효력으로 그의 몸에 뚜렷한 변화를 가져오기 시작했다. 첫날 한 시간 동안의 자율진동 후 두통과 피로감 그리고 초조하고 불안하던 증세가 없어졌다는 것이었다.

　자율진동을 계속하면서 살펴본 7일간의 혈압체크에서도 약간의 등락은 보였지만 훨씬 강하된 수치를 보였으며, 차츰 홍조를 띠기 시작한 얼굴에서는 병색을 찾아볼 수 없을 정도로 건강을 회복하고 있었다. 물론 건강을 되찾겠다는 그의 강한 신념과 노력이 더 큰 힘이 되었겠지만 한 달 후의 혈압체크에서도 정상을 되찾았다.

저혈압 진동으로 기능 조정 · 혈압 상승

특정한 원인이 될 만한 병이 없는데도 혈압이 낮아서 최고 90 이하 최저 60 이하인 경우를 본태성 저혈압이라고 한다.

저혈압이 있으면 피로와 함께 두통 수족냉증이 오며 가슴이 두근거리고 어깨가 뻣뻣한 자각증상을 느끼게 된다. 저혈압은 체질적으로 오기도 하지만 편식으로 인한 영양실조에서 비롯되는 수가 많고 만성병을 오래 앓은 후에 나타나기도 한다. 저혈압으로 인해 위장 기능이 나빠지면 점점 심해져 심지어는 피로감에 무기력 상태에 빠지는 경우도 있다.

앞에서도 말했지만 체질적인 저혈압 이외에 심장병, 내분비계 질환 결핵 암 빈혈 및 기타 만성질환이 원인이 되어 저혈압이 되는 경우가 많은데 이런 경우에는 병부터 치료를 하게 되면 저혈압증은 자연 효과를 보게 된다.

환자들이 우선 약물치료에 치중하지만 혈압 상승은 일시적일 뿐 근본적인 치료는 쉽지 않고 때로 부작용이 일어나는 경우도 허다하다. 자율진동을 이용하면 전신 기능을 조정할 수 있으며 그로 인해 체력을 증진시키게 되면 자연 혈압도 상승해 건강을 되찾게 된다. 충분한 영양섭취와 식후의 충분한 휴식 그리고 가벼운 목욕 등이 좋다고 한다. 흔히들 고급 성인병이라고 하는 저혈압 역시 필자가 지도해 주는 자율진동법이 효과적이라고 하겠다.

본태성 저혈압이었던 L씨(33세)의 경우 중학교에 입학하면서부터 허약한 체질로 평균 혈압이 70 이하였다. 온갖 치료를 했지만 그때만 지나면 다시금 저혈압으로 고생하고 살아왔다.

5개월 전부터는 무기력감에 사로잡혀 세상이 귀찮을 정도였으나 필자에게 2개월 전부터 자율진동을 지도받고 이젠 정상 혈압으로 상승해 활기를 찾고 있다.

심근경색 스트레스와 압박감으로부터 자유로워진다

인간의 인생을 70년으로 생각할 때 심장은 대략 30억 회의 운동을 쉼 없이 계속하고 있다. 사람이 운동을 하건, 식사를 하건, 잠을 자든 간에 잠시도 쉬지 않고 인체에 신선한 공기와 영양과 혈액을 공급하고 있는 심장이지만 인간의 사망원인 중 우리선적으로 꼽히는 병의 하나가 심장병임을 주목해야 한다. 특히 경제수준의 향상에 따른 식생활의 서구화 경향과 산업화에 따른 스트레스의 가중 등으로 인해 동맥경화성의 협심증과 심근경색 등의 치명적 심장병이 늘어나고 있음은 경계해야 할 일이다.

전자계통의 작은 부품을 생산하는 공장을 경영하는 L씨(53세)는 20년이 넘는 세월동안 한 계통에서만 착실하게 자리를 잡아온 사람이었다. 그런데 현장 근로자들의 이직률 증가와 임금 상승에 따른 채산성 악화로 늘 불안한 마음이었는데 엎친 데 덮친 격으로 근년에는 대기업의 수출물량 격감에 따른 작업량의 감소로 회사의 존립 자체가 흔들릴 정도의 경영난을 겪게 되었다. 하지만 배운 게 그것뿐이라 쉽사리 다른 직종으로 전화하기도 어려운 지경에 처해 있었다.

그런데 더욱 큰일은 얼마 전부터 일어난 신체적 이상이었다. 심장에 갑자기 칼로 도려내는 듯한 격심한 통증과 함께 식은땀이 흐르며, 호흡도 제대로 할 수 없을 정도로 숨이 막히는 증상이었다. 병원에서 심전도검사를 포함한 정밀검사로 밝혀진 병명은 심근경색이었다. 회사가 위기에 놓여 있는 상태에서 마음을 편히 가지며 쉴 수조차 없는 처지였다.

친지의 소개로 필자를 찾은 그에게 우선 가벼운 숨 고르기에서부터 차츰 심호흡을 하도록 권유했고 30여 분 후부터 가벼운 자율진동을 유도하기 시작했다.

자율진동 10분에 5분의 휴식을 넣어 하루 40분 정도 자율진동을 계속하게 했다. 이후 3일 간격으로 10여 분씩 늘려왔던 진동이 한 달 후에는 30분씩 계속해도 숨이 차거나 하는 증상 없이 계속할 수 있었으며, 특히 이 기간 중 단 한 번의 발작도 없이 눈에 띄게 증세가 호전되고 있었다. 두 달 후 완전히 건강을 되찾은 그의 얼굴에선 새 삶을 찾은 듯한 건강한 투지가 넘치고 있었다.

중풍 마비된 팔다리가 완치되다

1997년 통계를 보면 우리나라 사람의 사망원인 중 14.2%가 중풍과 같은 뇌혈관 질환에 의한 것이라고 한다. 특히 60~70대의 사망원인 중 가장 많은 것이 중풍임을 볼 때, 중풍이란 노년에 접어들며 건강관리에 소홀해진 틈을 타 우리 몸을 좀먹어 오는 병인 게 확실하다.

중풍은 뇌의 일부분에 혈액을 공급하는 혈관이 막히거나 터짐으로 인해 혈액 공급이 원활치 못하여 신경이 마비되는 증상으로 뇌졸중 또는 뇌혈관 질환이라고도 한다.

협회를 찾아오는 중풍 환자들은 50대에서 70대까지 다양한 세대들이다. 대부분이 고혈압과 심장질환을 함께 앓고 있었고 몸의 오른쪽이나 왼쪽을 쓸 수 없거나, 언어 장애 등을 호소해왔다.

처음 얼마 동안 그들은 재활치료나 약물 투여 치료를 한다.

그러나 병의 경과가 더디고 힘들어 대부분은 얼마 지나지 않아 여러 대체요법을 찾으려 고심한다. 물론 그러한 환자가 있는 집의 가족들이 겪는 고통은 말할 수 없이 크다. 다행인 것은 자율진동이 그러한 환자가 있는 집의 가족들이 겪는 고통은 말할 수 없이 크다. 다행인 것은 자율진동이 그러한 중풍에도 탁월한 효과를 보인다는 것이다.

국내에서 유명한 B종합병원의 원장 형이 중풍으로 쓰러져 의식을 잃었다. 보름 후, 그는 가까스로 깨어났으나 정신만 깨어났을 뿐, 몸은 움직이지도 못하는 처지가 되었다.

그의 가족들이 필자에게 연락을 한 건 환자가 의식에서 깨어난 지 일주일만의 일이었다. 그들의 첫마디는 이랬다.

"양의학으로는 더 이상 호전될 가망이 없다는 결론입니다만…."

환자는 거동을 못하고 언어 장애도 심한 터라, 필자는 직접 환자의 집으로 찾아가 자율진동법을 지도했다.

그날부터 필자는 날마다 환자의 집을 방문하여, 한 시간 정도 수련을 진행하며 환자의 용태를 지켜보았다. 그런데 보름이 지나면서부터 무슨 소리인지 전혀 알아들을 수 없던 환자의 말소리가 어떤 의미를 띠게 되었다. 희망을 갖고 자율진동 수련을 한 달간 지속적으로 지도한 결과, 걸을 수 없을 정도로 심각하던 증세가 호전되어 지팡이를 짚고 걸을 수 있을 정도가 되었다.

환자의 병에 차도가 있자, 병원에서는 필자에게 물리치료실에서 일해 줄 수 없겠느냐고 제의해왔다. 스스로 치유하는 자기진단 치유법에 첨단의료의 산실인 종합병원이 놀란 것이었다.

필자는 물론 그들의 제의를 정중히 거절했다. 양의학은 자율진동의 자가치유 원리와 상반되는 치료법이기 때문이다. 그러고는 지금까지 자율진동법 확산을 위한 외길을 더 열심히 걸어왔다.

협회를 찾는 중풍 환자들은 죽은 반쪽 신경을 살리는 데 여념이 없다. 자율진동 수련에 들어가면 움직이지 않던 팔이 위로 올라가고, 마비되었던 다리가 심하게 흔들리는 현상을 경험하게 된다. 이제까지 통계를 보면 자율진동 수련의 회를 거듭할수록 마비되었던 반쪽 팔다리가 부드러워지고 2~3개월이 경과하면 80% 이상이 정상으로 되돌아가곤 했다. 필자는 그때마다 이렇게 말한다. "낫고자하는 당신의 의지가 마비되었던 팔, 다리를 정상으로 되돌려 놓은 것입니다. 완치는 곧 신념입니다."

자율진동법이 마비된 부분에 진동을 주어 증상을 빠르게 완화시키고, 정상적인 생활을 가능케 해주는 신묘한 치료법임이 이미 많은 중풍환자들을 통해 입증되고 있다.

파킨슨병 난치병 파킨슨병으로부터 치유되는 기적

— 자율진동 체험자의 편지 —

"2007년도 11월경에 몸이 많이 안 좋아서 그 전에 산에 가면 사람들이 저를 보고 중풍 쪽으로 뇌경색 쪽으로 병명을 받았냐고 물어보더라구요. 제 걸음걸이가. 그러진 않았는데 잘 모르겠다고 너무 힘이 없어요. 힘이 없어서 제가 교회를 다니는데 박수를 못 쳐요. 손을 박수 치는 만큼 무릎에서 올릴 수가 없거든요. 그래서 박수를 못 치고 그냥 있었는데, 그게 너무 심하다 보니까 힘이 없어서 뭘 들지도 못하고 그러다가 한의원을 갔는데 자기가 볼 수 있는 병이 아닌 거 같다고 해서 통증의학과 그쪽을 갔어요. 거기를 소개를 해 줘서 거기를 갔더니 진행성 뇌경색 같다고 하면서 거기도 자기가 볼 수 있는 차원이 아니라고 해서 조대 병원으로 갔어요. 가서 처음에 교수님들이 제 상태를 보고 제가 힘이 없고 걸음걸이가 3살 먹은 애기들처럼 걸음걸이가 그랬기 때문에 걸어보라고 하더니 파킨슨 같다고 자기들끼리 그러시더라구요. 그래서 같다는 말만하지 파킨슨이라고 꼬집어 말하지는 못하면서 약으로 반응을 봐야 한다고 하더라구요. 약을 1주일분을 주어서 약을 가지고 와서 먹기 시작을 했는데 손이 올라가요. 박수 칠 수 있을 정도로 힘이 생기면서 올라가요. 그래서 1주일 뒤에 가서 그 말을 했더니 파킨슨 같다면서 그래도 더 약을 먹으면서 약으로 인해서 병의 결과를 알아내려고 계속 약을 먹었어요. 그러다가 2008년도 초에 파킨슨이라는 병명으로 진단이 나왔어요. 그런 병이라고 하길래 너무 실망을 했지요. 그 병은 완치가 없다는 말을 들었어요. 그래서 그렇게 힘들게 살고 있는데 계속 병원을 다니면서 한 달에 한 번 두 달에 한 번 계속 병원에서 처방해 준 데로 약을 먹었는데 아무리 약을 먹어도 병이 계속 진행된다는 것을 내 몸을 통해서 알 수가 있더라구요. 그래서 2008년도 여름에는 정말 너무 힘이 없어서 손에 지갑 하나를 들고 5분도 못 갈 정도로 그렇게 안 좋은 상태도 되었었는데 마음이 안 편하고 스트레스를 받으면 병이 좀 더 심하고 좀 더 편하면 호전이 되고 그러더라구요. 그러면서 굉장히 힘들게 살았죠. 한동안은 나이가 그때 당시에 54살밖에 안 먹었는데 주위에서 국가에서 운영하는 요양보호를 받으라고 까지 말이 나왔어요.

그런데 너무 일찍 그렇게 남한테 의지를 하다보면 내가 더 안 좋을 거 같아서 이겨 내겠다는 마음으로 뿌리치고 그렇게 살던 가운데 기적의 자율진동을 알게 되었어요. 그래서 같은 교회 집사님의 권유로 여기 오면 나을 수 있다고 해서 처음에는 믿지를 않았지요. 그런 상태로 왔는데 와서 하다 보니까 파킨슨병 같은 경우는 몸이 굉장히 많이 굳는 병이에요. 때문에 효과는 빨리 안 나타났어요. 그랬는데 계속 끈기있게 자신과의 싸움이거든요. 끈기있게 계속 여기서 진동을 하면서 시간이 가니까 온몸에 다 진동이 오기 시작하더니 조금씩 조금씩 몸이 나아지더라구요. 그래서 여기 올 때는 누가 봐도 떨리는 상태로 왔는데, 지금은 안 떨고 걸음걸이도 아주 좋아졌습니다. 그래서 계속 자율진동을 하면서 건강을 유지하기로 마음을 먹었구요. 제가 매스컴을 통해서도 파킨슨병은 그냥 있는 것 보다 이렇게 자율진동 같은 진동을 통해서 하면은 절대 다시 옛날처럼 아픈 일이 없다는 그런 확신을 얻고 계속하고 있습니다. 치료받은 지는 딱 1년이 됐습니다. 자율진동은 모든 사람이 해야 할 것입니다. 저는 진동을 통해서 너무 많은 것을 얻었습니다. 정말 몸에 모든 막혀 있는 것을 진동을 시작하기 전에는 제 자신이 막혀 있는 그 자체를 몰랐습니다. 그냥 남들이 몸이 단단하다고 해도 원래 나는 그렇게 생겼나보다 했는데 진동을 통해서 모든 것이 다 풀어지는데 풀어지는 과정은 물론 힘이 들었지요. 끈기 있게 하기만 하면 어떠한 병도 다 낫는다고 나는 확신을 합니다. 저처럼 아파서 사시는 분들 꼭 오셔서 완전히!! 나아서 가세요. 원장님, 정말 고맙습니다!!"

광주 북구 운암동 오○○ (여, 56세)

소리 없이 찾아드는 암

위암(1) 암 3기 시한부 인생에서 벗어나다

자율진동법이 실제에 있어 뛰어난 치료효과를 거두고 있는 것은 사실이다. 하지만 현대 의학의 견지에서 그 원리가 이해될 수 없는 것이라면 과학 만능의 사조에 젖은 현대인의 신뢰를 얻을 수 없다. 다행히 반세기에 걸친 동양 의학적 이론으로 자율진동법이 치료에 효과가 있다고 증명되고 있다. 그래서 이제는 현대인들도 자율진동에 대해 치료요법으로 수긍을 하면서 자율진동에 대한 관심이 차츰 높아가고 있다.

자율진동법에 대해 상세히 기술하려면 한 권의 방대한 책으로도 부족할 것이므로 암 환자에 대해 자율진동법을 시술해 본 효과에 대한 실증과 경험을 적어본다.

현대 의학으로 진단이 내려지는 암에는 종류가 많으며 치사율이 높은 난치병이다. 암에 걸린 환자들은 현대 의학에 의존해 치료를 받지만 쉽게 낫지 않으며 심지어는 진단 결과 시한부 인생으로 생명을 포기하는 사람도 많다. 이렇게 현대 의학에서 사형선고까지 받고서 필자를 찾아와 자율진동법으로 좋은 효과를 보고 있는 환자들이 있기에 알려주고 싶다.

물론 자율진동법으로 각종 암환자들이 모두 고쳐진다고는 말할 수 없지만, 필자를 찾아와 자율진동을 배워 기적같이 스스로 치유한 환자들이 있기 때문이다.

위암 환자 H씨(35세)는 부산 A병원에서 진단 결과 위암 3기로 판정이 내려져 치료를 받았는데 효과가 없어 죽음만을 기다리다가 1개월 전에 필자를 찾아왔다.

필자는 환자에게 병이 나을 수 있다는 자신감을 주면서 신념을 갖게 하고 자율진동법을 시술했는데 빠른 효과를 보였다. 통증과 현기증으로 처음엔 걷지도 못했는데 기적을 이루듯 체중이 5kg이나 늘어난 50kg이 되면서 건강을 되찾고 있다.

위암(2) 진동 보름 만에 뱃속 근종 쏟아내다

수 년 전, 어느 종합병원의 보고서에서 병원을 찾는 환자의 약 1/3이 소화기 계통의 환자였다는 통계를 읽은 적이 있다.

소화기 계통의 질병을 들자면, 작게는 소화불량에서부터 위 무력증, 위 십이지장궤양, 위암, 식도암 등등 헤아릴 수 없이 다양하다. 하지만 병의 원인이 일상생활이나 사회 환경 요인, 연령과 체질적 요인 등으로 병의 종류에 비해 매우 간략함은 우리에게 시사하는 바가 크다.

경기도 부천에 사는 J할머니는 어떤 잡지의 기사에서 자율 진동 치유법을 보았다며 며느리의 손을 잡고 필자를 찾아왔다. 잔주름이 가득한 얼굴엔 때 이른 검버섯이 피었고, 퀭하니 들어간 눈동자엔 평범치 않은 삶의 애환이 붉게 물들어 있었다. 뿐만이 아니었다. 첫눈에 보기에도 예사 병이 아니구나 하는 예감이 들 정도로 병색이 완연한 얼굴을 보자 안타까운 마음이 앞섰다.

며느리의 얘기는 이랬다.

"우리 어머니가 소화도 잘 못 시키시고 음식도 잘 드시지 못한 지가 꽤 오래되었어요. 그래서 동네 병원에 갔더니 빨리 종합병원을 찾아가라는 거예요. 그래서 종합병원에서 검사를 받았더니 위암이라는 진단이 나왔어요. 더구나 상당히 진행된 경우라서 빨리 수술을 받으라고 하는데 어머님이 절대 수술은 받지 않으시겠다고 고집을 부리시며 총재님 얘길 하시기에 한 가닥 희망을 갖고 찾아왔습니다."

필자는 먼저 손으로 할머니 배를 만져보았다. 만지는 것만으로도 복부에 크고 단단한 근종이 느껴졌다. 필자는 우선 할머니께 이곳을 거쳐 간 많은 분들의 얘기를 전해 드리며 마음을 편하게 해 드렸다. 그러고는 자율진동으로 깊은 파장을 넣어주는 지도를 시작했다.

그러길 20여 분! 할머니는 환한 얼굴로 말씀하셨다.

"세상에! 그렇게 아프던 것이 싹 가시고 가슴이 이렇게 시원할 수가 없네그려."

병색이 완연하던 할머니의 얼굴에 기쁨이 번졌다. 이제 이틀 정도 더 타율진동을 시행한 후 사흘째부터 자율진동으로 바꾸기로 했다. 그런데 꼭 낫겠다는 할머니의 신념이 강했던 지 자율진동을 유도한 지 5분께부터 일기 시작한 진동은 손가락에서 손을 거쳐 목으로 어깨로 퍼져가더니 복부를 중심으로 파도처럼 진동하기 시작했다.

자율진동에는 우직하고 순수한 확신이 필요하다. 그런 확신이 클수록 기적을 연출할 수 있는 것이다. 자율진동법을 계속한 지 보름 정도 되자 그 기적은 현실로 나타났다. 할머니가 집에서 아침 용변을 볼 때 무언가 묵직한 액체가 쏟아지는 듯한 기분이 들었으며 불룩했던 배가 홀쭉해졌는데 그렇게 기분이 상쾌할 수가 없다고 했다. 필자가 복부를 만져보았더니 정말로 처음엔 불룩하게 만져지던 근종이 전혀 만져지지 않았다. 할머니는 끝내 기적을 이룬 것이었다.

대장암 돌덩이 같던 암 덩어리 물렁물렁하게 녹아내려…

파주의 어느 수녀님이 대장암 수술을 받았는데 3년 만에 재발되어 대장은 물론 전신에 암이 전이 증식되는 등 사실상 사형선고를 받았다. 며칠 뒤 재수술을 받기로 했으나 수녀원 측은 수술 전에 자율진동 운동을 하면 암이 나을 것 같다며 간절히 호소해와 나는 파주의 수녀원을 직접 방문하여 세미나를 갖게 되었다.

수녀원에 가보니 암을 앓고 있는 수녀님의 복부는 이미 손톱이 들어가지 않을 정도로 돌덩이처럼 딱딱하게 굳어있었고 내장 전체에 암세포가 전이되어 거의 절망 상태에 이르고 있었다. 여러 수녀님들이 눈물을 흘리면서 그 수녀의 병을 고쳐달라고 호소하였다. 나는 수녀님들의 애원에 감명을 받아 최선을 다해 그 수녀님을 돌보아 주어야겠다고 다짐하였다.

그 수녀님에게 자율진동 운동을 시작하자 그녀는 울고불고 토하면서 가슴을 치기 시작했고 그녀의 복부에 기를 넣어주자 잠시 후 딱딱하던 응어리가 풀어지면서 물렁물렁하게 변화되었다. 그 수녀님은 자신의 병이 다 나았다며 큰 소리로 만세를 부르며 감격해 했고 다른 수녀님들도 다 함께 환호성을 질렀다. 그 수녀님은 이미 수술 날짜를 잡아놓았기 때문에 예정대로 수술을 받도록 하고 수술 후에 다시 연락하도록 하였다.

2004년 2월 그 수녀님한테서 다시 연락이 왔다. 목소리가 한결 밝아졌고 희망으로 벅차 있었다. 수술을 무사히 끝냈다며 자율진동 운동을 계속하면 암을 비롯하여 모든 병이 완쾌될 수 있을 것 같다며 자율진동 운동을 계속하겠다고 하였다. 그녀는 자율진동 운동 후 치명적인 암을 비롯하여 정신적 육체적 질병에서 해방되었다며 앞으로 더욱 신실한 신앙생활과 사회 봉사활동에 전념하겠다고 다짐하였다.

암 환자 수녀님 이외에도 그 수녀원에서는 여러 가지 질병으로 고통받는 수녀님들이 많았다. 수녀님들은 일반 사람들과 달리 늘 감정과 행동을 억제하는 삶을 영위하기 때문인지 여러 가지 스트레스성 질병에 시달리고 있었다. 많은 수녀님들이 암, 디스크, 위장암, 허리통, 두통 등의 고통을 호소했다.

파주에서는 집단으로 자율진동을 했는데 암 환자 이외에 여러 수녀님들의 질병이 쾌유되는 경험을 하였다. 40여 년간 소아마비로 한 번도 오른쪽 발을 움직이지 못했던 수녀님이 있었는데 "나는 그 수녀님이 10번 이상 뛰는 것을 보지 못하면 수녀원을 떠나지 않겠다."고 선언한 뒤 자율진동 운동을 하였다. 잠시 후 그 수녀님은 처음에 3번, 다음에 5번, 그리고 얼마 후에는 15번이나 뛰는 놀라운 기적을 연출했다. 또 목의 디스크로 늘 목에 깁스를 부착하고 다니던 수녀님도 자율진동 운동 후 깁스를 내던졌다. 수녀님들이 너무도 감격한 나머지 나를 끌어안고 만세를 부르고 울면서 환호성을 지를 때 참으로 벅찬 보람을 느꼈다.

간암 핏덩이를 쏟아낸 남자

2002년 6월경 얼굴이 새까맣고 덩치가 아담한 40대 초반의 남자가 자율진동 협회를 찾아왔다. 그는 자신이 거제도에서 합기도장과 요가 도장을 경영하고 있으며, 부산 G병원에서 간암 수술을 받았다고 소개했다.

수술을 받았지만 암은 계속 진행되었고, 그에 대한 병원의 소견은 간암이 중기 이상의 상태가 되어 2차 수술을 해야 한다는 것이었다. 그러자 그는 병원에 대한 믿음을 버리고 자연요법을 택했다.

요가 지도자였던 그는, 신의학이니 기수련이니 하는 수많은 곳을 다녀 보았으나 별다른 효과를 보지 못했다. 오히려 무리한 치료로 심신마저 지친 상태였고, 더 이상 어떻게 해야 할지 모르는 막다른 골목에서 자율진동법을 만나게 된 것이었다.

마침 센터에는 미국에서 수련법을 전수받고자 방문한 회원들이 있었는데, 그의 사정을 들은 필자는 그를 수련생들과 함께 10일간의 프로그램에 참여토록 하였다.

암과 같은 난치병 환자의 경우 자율진동이 시작되면 엄청난 반응을 보인다. 그리고 그런 면에서 그 역시 예외는 아니었다.

그는 1차 자율진동 수련에서부터 엄청난 고함을 지르며 온몸이 전기에 감전된 듯한 움직임을 보였다. 그것은 매우 희망적인 반응이었다. 왜냐하면, 앞서도 말했듯이 그런 반응은 자가치유에 대한 환자의 확신이 온몸에 실려 나타나는 반응이기에 그것의 강도가 클수록 치유효과도 크기 때문이다.

그는 그 프로그램에 참여한 누구보다 빠른 진동 반응을 보였다. 1, 2차 수련에서는 떨고 구르는 등의 동작을 반복하였는데, 그것은 몸의 균형을 잡고 기를 순환시키는 동작이었다. 그런데 3차 수련에서는 특이하게도 온몸을 말고 뒤트는 동작을 하면서 매우 우렁찬 소리로 "우"하는 고함을 지르고 격렬한 소리를 내며 울음을 터뜨리는 것이었다. 그러더니 갑자기 화장실로 달려가 붉은 핏덩이를 토해냈다.

10일째 되던 날 마지막 수련을 마쳤을 때, 그는 얼굴 가득 새까맣게 앉아 있던 기미가 모두 벗겨진 깨끗한 얼굴에 불그

레한 생기를 띠며 소감을 말했다.

"간암 판정을 받은 후 3년간 저는 제대로 웃어본 적이 없었습니다. 그러나 자율진동 수련을 하면서 잃었던 웃음을 되찾았습니다. 저는 간암을 치유했다고 확신합니다."

자기 확신에 찬 수련 동안, 자율진동 치유의 오묘한 특성을 보여주었던 그 요가 선생은, 또 이런 말도 했다.

"저는 활법, 카이로 프랙틱, 스포츠 마사지, 합기도, 요가 등을 통해 어떤 병이라도 치유시킬 수 있는 능력을 지녔다고 스스로 믿고 있었습니다. 그러나 간암에 대항하여 자율진동 수련을 하는 동안, 미처 몰랐던 제 능력의 한계를 깨달았으며 모든 질병은 마음과 육체가 동시에 치유되어야 낫는다는 중요한 교훈을 얻었습니다."

건강한 몸을 되찾아 고향을 돌아간 후 그는 자신의 도장에서 합기도와 요가를 지도하고 있다는 소식을 가끔씩 전해왔다.

계속되는 수술과 항암 치료로 더욱 쇠약해졌거나 목숨을 잃었을 지도 모를 그가, 건강을 되찾아 타인의 건강 수련을 지도하고 있다니 자율진동의 효험은 정말 기적과 같다.

후두암 어느 스님의 되찾은 염불 소리

이번에 소개할 사례는 일반인이 아닌 성직자로서 후두암에 걸린 스님의 이야기다.

40대 중반의 나이로 체격이 건장한 그 스님은, 어쩌다가 후두암 판정을 받고 수술을 받았는데 수술 이후 목소리를 잃게 되어 필자를 찾아왔다. 그는 말했다.

"어려서부터 운동을 즐겨 하고 산중에서 생활하다 보니 건강에 대해서는 어느 누구보다도 자신했지요. 충주 부근에 암자를 얻어 포교 활동을 하던 중 계속적인 기도와 염불 그리고 강론 등으로 과로를 하면서 조금씩 목에 통증을 느끼기 시작했는데 잠시 아프다가 괜찮아지곤 해서 그저 피로해서 그런가 보다 했습니다. 그런데 어느 날 참을 수 없는 통증이 밀려오는 거에요. 그래서 병원에 가보니 후두암이라는 진단이 내려졌지요."

그는 병원의 권유로 서둘러 수술을 받았고 이후 안정을 취하면서 목의 통증은 사라진 듯했다. 그러나 알고 보니 아예 목소리를 잃어버려 말을 할 수 없는 벙어리가 되고 만 것이었다.

염불도 하고 포교 활동도 해야 하는 그가 목소리를 잃고 침묵으로 일관된 수도를 해야 한다는 현실은 그를 막다른 골목으로 몰아넣는 것과 다를 바가 없었다.

스님은 지푸라기라도 잡고 싶은 심정으로 치유법을 찾아 헤매다 결국 필자가 쓴 책을 접하게 되었고, 그 길로 협회를 찾아왔다.

필자는 당시 후두암 수술을 하고 났는데 왜 목소리가 사라진 것인지, 수술이 잘된 것인지 잘못된 것인지 의학적인 면에 대한 확실한 정보를 갖고 있지 않았다. 단지 스님의 간절한 눈빛과 자율진동에 대한 확신 때문에 스님에게 목소리를 되찾게 해주겠다는 약속을 하고 만 것이었다.

필자는 바로 자율진동을 지도하기 시작했다. 그러자 입 모양만 벙긋벙긋 하던 스님의 입에서 조금씩 소리가 흘러나오기 시작했다. 처음에는 신음처럼 작은 소리에 불과했지만, 시간이 흐르면서 점점 큰 소리를 내뿜는 것이었다. 단 한 번 만에 그것도 2~30분 정도의 시간 동안에 사라졌던 목소리를 되찾게 되자 스님은 역시 성직자답게 부처님의 은덕으로 목소리를 찾게 되었다며 기뻐했다.

그 후 스님은 1개월간 필자의 지도하에 자율진동 수련에 몰입하여 목소리는 물론, 그간 불편했던 위와 간, 그리고 대장의 기능까지 치유하여 지금은 전보다 더욱 건강해진 몸으로 포교 활동에 힘쓰고 있다.

또한, 자율진동법의 지도 방법을 전수받아 자율진동 수련의 지도자로도 활약하고 있는데, 특히 청소년들에게 자율진동을 적극적으로 지도하고 있다. 이를 통해 그들의 스트레스 해소, 인성 개발, 학습 능력 증진, 성장 등 다양한 효과를 체험하게 하고 있는 것이다.

성(性) 기능 및 갱년기 장애

정력 강화 중년에 다시 고개 든 남성

대한민국 성인 남성들 중, 미국에서 개발되어 '남성의 희소식'으로 불리며 불법 밀거래까지 조장했던 '비아그라'라는 약을 모르는 이는 아마 없을 것이다.

각종 언론과 사람들의 입에서 입으로 그 약의 영험함(?)이 알려지자, 지푸라기라도 잡고 싶어 하던 4~50대 중 · 장년 남성들은 물론, 대부분의 남성들은 그 약의 마력에 폭발적인 관심을 보였다. 그러나 비아그라가 제아무리 훌륭하다 한들, 약에 불과하기에 과다 복용 및 남용으로 인한 부작용 사태를 비껴가지는 못했다.

결과야 어찌 되었든 비아그라가 사회적으로 엄청난 파장을 가져온 것이 사실이고 보면, 이 사회에 약의 힘을 빌려서라도 남성의 위력을 과시하고 싶은 남성들이 얼마나 많은지를 짐작할 수 있다. 반대로 그러한 현상을 역으로 생각하면 남성으로서 스스로 떳떳지 못해 고개 숙인 남자들 또한 얼마나 많은가도 한 번쯤 짚어볼 일이다.

필자가 자율진동을 지도하면서 자신 있게 내세운 것 중 하나가 바로 고개 숙인 남성에게 힘을 주는 것이다. 사실 알고보면 자율진동은 단 한 번의 수련으로 남성의 정력을 강화시킨다. 더구나 비아그라처럼 약으로 인한 부작용이 전혀 없으니 실로 놀랍고 확실한 정력제라고 할 수 있다.

이제까지 스트레스와 일상에 지친 몸을 이끌고 협회를 찾아와 자율진동 수련을 통해 젊음을 되찾고 돌아간 사람이 수천명에 달한다. 대기업 회장, 신문기자, 방송인 등 이름만 대면누구나 알 수 있는 사람들에서부터 하반신 장애를 가진 남성, 성 기능의 문제 때문에 이혼까지 당한 남성 등 다양한 사연을지닌 다양한 사람들이 협회를 다녀갔다.

건설 회사를 경영하는 육군 소장 출신인 56세의 K씨 역시자신의 고개 숙인 남성에 고민하다가 협회를 찾은 사람 중의하나다. 그의 발기부전은 미모의 연예인과 외도를 했다가 부인에게 발각되어 잠자리를 거부당한 데서부터 시작됐다. 그는 좋다는 약은 다 먹고 별의별 노력을 다 해보았지만 아무런 효과를 얻지 못하자 필자를 찾아온 것이었다.

필자는 3일간의 1단계 전신 자율진동과 복부 진동을 지도하고 전체적인 균형을 맞춘 뒤 자율진동의 진수라 할 수 있는 3단계 부분진동을 지도하였다. 진동에 들어간 지 10분 정도 지나자 수련자의 입에서 격정적인 신음이 터져 나왔다. 자율진동으로 인해 그는 육십이 다 되어가는 나이에 본인의 의지대로 성을 다스릴 수 있게 된 것이다.

불감증 자신을 사랑하고 돌보는 마음으로…

　시대가 바뀌면서 성은 여성들에게 더 이상 금기의 대상이 아닌 것이 되었다. 이젠 여성들도 당당하게 성을 즐기며 상대 남성과 동등한 입장에서 솔직하게 반응한다. 그러나 이러한 세태에도 불구하고 아직도 성에 대해 당당하지 못한 여성들을 보면 안타깝기 그지없다.

　약이나 기타 등등의 요법 등 온갖 방법을 다 써서 성을 즐기는 남성들에 비해 평생 단 한 번도 성의 쾌락을 느끼지 못한 채, 주부로서 엄마로서의 짐만을 어깨에 짊어진 채 살아가는 여성들이 너무도 많은 것이 현실이다. 그런 여성들에게 필자는 이렇게 외친다. "여성들이여! 지금 당장 어디엔가 꼭꼭 숨겨둔 그대들의 성을 찾아내 문제를 해결하고 나아가 즐거움을 느껴보라. 그것이 자신을 사랑하고 돌보는 일임을 속히 깨닫기 바란다."하고 말이다.

C씨(42세)는 한 가정의 주부로서 책임을 다하며 제법 안정된 생활을 하고 있는 중년 여성이었다. 스물넷의 나이에 지금의 남편과 결혼한 그는 이제껏 별다른 풍파 없이 살아왔지만 다만 한 가지 침실에서의 부부관계가 어떤 것인지를 모르는 것이 문제라면 문제였다. 소설이나 영화 같은 데서 묘사되는 남녀의 정사가 왜 그렇게 격정적인지 이해할 수 없었고, 때로는 남편과의 관계에도 다들 그렇게 사나보다 하고 응했을 뿐, 즐겁기는커녕 귀찮고 고통스럽기만 했다. 그런데 문제는 그토록 성실하던 남편마저도 자신을 멀리하기 시작했다는 것이다.

　　다시 말해 그녀는 성적 불감증을 앓고 있었던 것인데, 이미 숱하게 설명했지만 자율진동의 위력은 전신으로 진행되던 진동이 나중에는 자신에게 이상이 있는 부위에서 진동을 계속하며 질병을 치유하는 데 있다. 그러므로 그녀의 불감증 역시 자율진동 수련을 통해 극복될 수 있는 병이었다. 자율진동이 시작되면 해당 부위에 진동이 계속되어 마치 성행위를 하고 있는 듯한 황홀경에 빠져들어 '느낌'을 즐길 수 있게 된다.

　　결국, 자신의 의지와 신념으로 자율진동에 임한 그녀는 자율진동만으로도 황홀한 경험을 했으며 그 후 남편과의 잠자리에서도 여성으로서 마땅히 누려야 할 성적 쾌감을 얻고 능동적인 성생활을 해 나가고 있다. 자신의 삶을 돌보는 것은 당당한 자신을 가꾸는 일이다.

음위증 초조감 사라지고 심리적 안정 찾아…

남녀 간의 원만한 성관계는 행복 중의 하나이다. 그러나 성교 때 발기가 제대로 되지 않는다든가 조루증이 있다든가 성교 능력이 감퇴되어 고민에 빠진 남성들이 허다하다.

이러한 음위증의 원인으로는 크게 세 가지로 들 수 있다.

첫째, 심리적 원인이다. 성교에 대한 불안, 열등감 또는 상대방에게 만족을 주어야겠다는 초조감 등이 성교불능의 가장 큰 원인이다.

둘째, 말초신경 장애이다. 발기 중추에서 골반 신경을 거쳐 음경 동맥의 자율신경에 이르는 경로에 장애가 있으면(외상이나 신경질환) 발기불능 또는 조루증을 일으킨다.

셋째, 호르몬 분비장애이다. 노화 또는 정신적, 신체적 영향 때문에 호르몬 분비가 감소되면 역시 성교에 지장을 초래한다.

이 밖에도 신경쇠약, 빈혈, 당뇨병, 약물중독 등도 음위증의 원인이 된다.

호르몬 부족에는 호르몬제 사용이 효과가 있기는 하지만 일시적이며 때로는 부작용이 따른다. 따라서 음위의 가장 큰 원인인 심리적 원인에 대해서는 정신요법과 자율진동을 병행하면 효과가 크다. 편안하게 긴장을 풀고서 취침 전에 자율진동으로 성적부위에 진동을 가하면 성욕은 자연히 일어나게 되어 있다. 말초신경 장애는 요부와 둔부, 특히 선골仙骨에 대한 자율진동으로 조정할 수 있다. 자율진동을 계속하면 쇠퇴했던 정력이 회복된다는 사실은 필자를 찾아와 환희를 맛보고 있는 사람들을 통해 알 수 있다.

그 실례로 몇 사람의 경우를 소개한다.

N무역상사 대표이사 K씨(42세)의 경우는 3년 전부터 성욕이 떨어져 부인과 성적인 사랑을 이루지 못하자 자신의 고민도 고민이지만 그보다 부인의 불만스런 트집에 속깨나 끓여왔었다. 그런 고민에 빠져있던 그가 필자를 찾아와 하소연 끝에 자율진동을 시작한 지 15일 만에 놀랍게도 밤이면 부인에게 큰소리를 치게 됐다고 자랑하게 되었다.

30대 부인과 살고 있는 50대 C씨도 5년 전부터 성욕이 시들해져 항상 아내에게 미안한 생각이 들었다 한다. 그런데 부인이 남편을 데리고 찾아와 정신요법 강의와 자율진동을 배우게 해 밤이면 둘만의 행복감을 맛보고 있다는 것이다.

성 기능 장애(1) 자율진동으로 정신적 공포 치유

어느 해 가을, 단아하고 청순한 용모의 젊은 새댁이 아는 분의 소개를 받았다며 필자를 찾아왔었다. 차 한 잔을 나누면서 오간 평범한 애기 끝에 새댁이 털어놓은 사실은 너무나 의외의 고백이었다. 일 년 반 동안의 교제 끝에 결혼식을 올렸다는 그녀는 아직도 육체적으로 처녀라는 것이었다. 그럼 성불구? 그건 아닌 것 같았다. 신혼여행 첫날, 처음으로 자기를 따뜻하고 격렬하게 포옹할 때엔 온 세상을 다 얻은듯 싶었지만 밤늦게 침실에 들었을 때는 등을 돌리고 잠들어 버렸으며 지금껏 둘만의 의식도 치르지 못했다는 것이다.

나름대로 짐작한 바가 있는 필자는 부인과 동행한 남편에게서 어렵게 얻어들은 얘기로 짐작해 극심한 성교 공포증이라고밖에는 볼 수 없는 상황이었다. 오늘 밤은 틀림없이 아내에게 성대한 의식을 치르겠노라고 자신을 다지곤 하지만 상상만 해도 걷잡을 수 없이 발사(?)돼 버리고 마는 그의 남성과 상처 입은 정신이 유죄라면 유죄랄까? 막상 남편 구실을 할라치면 나름대로는 상황이 끝난 상태라 죄스러움과 두려움 밖에는 생기는 게 없다는 그의 고백은 차라리 영문도 모른 채 고민했던 부인의 고통보다도 더 아픈 괴로움이지 않았을까.

심자일심지주心者一心之主라는 허준 선생의 말씀처럼 마음이 곧 몸의 주인이라. 그 몸의 병이 마음이 지은 것이라면 그 병 또한 마음이 고칠 수 있는 것을. 그는 자율진동 첫날부터 자신의 의지로 자신을 통제하는 강한 신념의 세계를 경험했고 보름 후에는 智·勇을 겸비한 맹장으로 변신하고 있었으며, 감히 시도조차 못 했던 사랑과 행복의 성을 함락했음은 물론이다. 이듬해 초가을 무렵 첫 아들을 순산했다는 소식을 들으면서 그 두 내외의 지난 일들이 갑자기 옛날 얘기처럼 생각되었다.

성 기능 장애(2) 운기 조정 후 부분진동으로 효과

누군가 봄은 여성의 계절이고 가을은 남성의 계절이라고 말했지만, 초가을의 문턱에서 자신의 계절을 잃어버린 채 낙심과 실의에 빠져 방황하는 남성들이 적지 않음은 무슨 까닭일까?

G씨(44세)는 어느 지체 높은 집안의 외동딸과 2년여의 열애 끝에 결혼에 골인했다. 넓은 아파트에 최신의 가전제품과 자가용 등 소위 금빛 찬란한 열쇠를 몇 개씩 지참하고 시집온 신부에 비해 그는 박사도 의사도 법관도 아닌 모기업의 한낱 평사원에 불과했으니 남들이 부러워할 호사임이 분명했다.

그렇지만 그러한 호사가 곧 행복을 보장해 주는 것은 아닌 모양이었다. 그는 몇 년 후 직장을 그만두고 사업을 시작했고, 몇 년은 무던히 굴러가던 회사는 경기침체라는 거센 외풍에 일시에 무너져내렸다. 다시 처가의 도움으로 새로운 사업을 시작했지만 2~3년을 버티지 못하고 파산하기를 몇 차례, 그가 극도의 절망감에 빠져버린 것은 당연했다.

남편의 사업이 제대로 되지 않자 부인이 소매 걷어붙이고 나서야겠다고 결심을 하기에 이르렀다. 그리고 아이러니하게도 부인이 시작한 요식업은 날로 번창하여 경제적으로 다시 유복해졌다. 그러나 남편으로서 그의 위상은 더더욱 왜소해져 갔다. 더불어 격무에 바쁜 아내의 짜증은 늘어만 가 아내가 자신에게 군림하고 있는 것 같은 자격지심까지 생기다 보니, 점점 서글퍼지는 마음과 함께 그는 매사에 자신감을 잃어갔다. 게다가 뜻하지 않은 곳에서 또 다른 불행이 똬리를 틀고 있었다. 그가 조루 증세를 보여 2년 가까이 부부관계를 제대로 하지 못하게 된 것이다. 그의 이야기를 들은 필자는 3일 정도 자율진동을 통해 운기를 조정한 후 자율진동의 진수라 할 수 있는 부분진동법을 유도하기 시작했다. 그러자 첫날부터 막연한 기대와 함께 나름대로 강한 의지를 되살렸던 그의 얼굴에는 극도의 환희의 표정이 넘치고 있었다. 드디어 그렇게 고대했던 그의 남성이 되살아난 것이다.

작은 오퍼상을 경영하는 L씨 역시 남몰래 고민을 간직하고 있던 차에 필자를 찾아온 회원이었다. 그는 한 번 이혼한 경력을 갖고 있었지만, 훤칠한 키에 잘 다듬어진 조각처럼 수려하고 지적인 용모의 소유자였다. 그러나 조용하고 말수가 적은 그가 정작 털어놓은 고민은 그의 외모와는 판이한 이야기였다. 22세 때 같은 대학 후배였던 여성과의 첫 관계에서 무참히 실패한 이후로 제대로 된 성관계를 할 수 없게 된 것이었다. 다른 여성과 성관계를 하려 해도 "도대체 왜 이래?"하고 말하던 첫 여성의 한마디가 뇌리에서 떠나질 않아 번번이 실패를 하게 됐다고 한다.

　조루 증세는 결혼 후에도 계속되었고, 그것이 원인이 돼 부부관계는 채 3년을 넘기지 못하고 파경을 맞게 된 것이었다. 그는 이혼 후 혼자 산 지 6년, 집안의 주선으로 다시 훌륭한 재원을 만나 결혼단계에 이르렀으나 도저히 자신이 없다고 호소했다. 그러나 필자의 지도에 따라 시작한 자율진동은 첫날부터 그에게 강한 자신감을 주었고, 3일째 되는 날은 강한 투지와 함께 넘치는 활력을 되찾아주었다. 자기가 만들어 놓은 관념의 둘레에서 벗어나지 못했던 그는 차츰 자율진동을 통해 신념의 마력이 가져다주는 신묘한 효과를 바탕으로 강하게 무장된 용장으로 변하기에 이르렀다.

갱년기 장애 호르몬 조화 찾아 회춘

남녀가 40세를 지나면 이른바 갱년기에 접어들기 마련이다. 사람에 따라 조금씩 차이는 있겠지만, 누구나 나이가 들면 으레 갱년기가 찾아들게 되고 거기에 따른 신체적 변화를 느끼게 된다. 특히 여성은 40세가 지나면 갱년기의 장애로 난소 기능이 점점 쇠퇴하므로 호르몬 분비에 이상을 일으켜 육체적으로나 정신적으로 여러 가지 증세가 나타난다. 심계항진, 열감, 오한이 번갈아 나타나는가 하면 현기증, 두통, 발한, 귀울림, 우울증, 불면증, 초조함, 피로감, 변비, 비만, 관절염, 요통 등 각자의 체질에 따라 나타나는 증상이 다르다.

앞에서도 말했지만, 여성들은 갱년기에 접어들면 우선 호르몬 분비가 실조됨에 따라 남편과 원만한 성적 행위를 못하기 때문에 우울증에 걸리는 예가 많다. 남편과 원만한 성적 사랑을 못하니까 남편이 혹시나 바람을 피우지 않을까 하는 불안감이 각종 병을 유발하는 원인이 될 수도 있다.

갱년기 장애는 결국, 자율신경이 정상이 아닌 데에 원인이 있다는 견해가 지배적이다. 그러니까 필자가 보급하고 있는 자율신경요법은 자율신경을 조정할 수 있기 때문에 갱년기에 일어나는 여러 가지 증상을 가볍게 극복할 수 있다. 뿐만 아니라 자율진동법을 계속하면 실조됐던 호르몬 분비도 회복되어 남녀 간의 행복감을 누릴 수 있게 된다.

필자에게 자율진동법을 지도받아 갱년기 장애를 극복한 사람들이 많다. 그중에서 K씨(43세)의 경우 갱년기로 생리가 끝나면서 뚜렷하게 아픈 곳도 없는데 고통에 시달렸다고 한다. 처음에는 병원 치료도 해봤지만 그때뿐이고 다시 재발, 고생을 해오다가 필자를 찾아와 정신적인 강의와 자율진동법을 받은 지 15일 만에 고통에서 벗어났다. 특히 남편과의 잠자리도 그간 못해왔는데 자율진동법을 배운 뒤 생각지도 않았던 호르몬 분비가 조금씩 회복돼 남편에게 사랑을 받고 있다고 필자에게 고백하기도 했다.

이 밖에도 H건설 전무인 C씨(50세)도 갱년기 장애로 성적인 기능을 잃었다며 찾아와 자율진동법을 배우며 치료를 받던 중 20일 만에 풀죽었던 물건이 발기, 부끄러움도 잊고 신기한 듯 필자에게 한 번 잡아보라고 요청한 에피소드도 있었다.

비만 및 여성 질환

비만 자율진동으로 눈에 띄는 다이어트 효과

몸이 비대해지면 과잉지방이 내장기관에 계속 부담을 준다. 그것만으로도 벅찬데 더구나 일로 인해 심한 압력이 가해지면 기능이 저하되고 감각적으로도 몸의 부조不調로서 영향이 나타난다. 이것은 일종의 반 건강상태이다. 비만 환자의 증가는 경제 성장으로 가속화된 식생활 환경의 변화와 생활영역의 기계화에 원인이 있다고 생각한다.

비만을 외견적으로 말하면 군더더기 지방이 필요 없는 곳에 쌓여 있는 상태, 과지방을 말하는 것이다.

'비만의 원인은 영양의 과잉섭취, 영양 과다이다'라고 열 사람 중 아홉 사람은 생각하고 있지 않을까. 살이 쪄 있는 당신이 만일 그렇게 생각한다면 지금 당장 그 생각을 바꾸지 않으면 안 된다. 비만이라는 것은 영양 과다에서 오는 것이 아니라 사실은 영양의 균형이 무너짐으로써 일어나는 현상, 즉 영양실조 상태인 것이다.

영양실조라고 하면 6 · 25 직후의 식량 부족시대를 회상할 사람이 있을지도 모르지만, 식료품을 풍부하게 접할 수 있는 현대도 반대의 의미로 영양실조 시대라고 할 수 있다.

필자를 찾아온 P씨(49세)는 평소 숨이 가쁘고 심장이 심하게 뛰는 현상이 있어 병원에 가보았더니, 병원에서 심장병과 고혈압이 있다는 진단을 받았다고 한다.

혈압이 최고 220에 최저 180이었다. 당장 입원하지 않으면 위험한 상태라며 입원을 권했으나 입원할 형편이 못되어 찾아온 그에게 필자는 이런 모든 것의 원인이 비만이라고 알려 준 뒤 타율운동으로 기를 넣고 몸을 풀어 준 다음 서서히 자율진동을 시작했다. 약 5분 후에 복부와 전신에 진동이 오기 시작하더니, 급기야는 파도처럼 복부가 출렁거렸다. 20분간 계속했다. 이렇게 매일 반복하여 10일 후에는 혈압이 거의 정상에 도달했다. 놀랍게도 한 달 후에는 8kg에 가까운 체중이 감소하더니 아름다운 건강을 되찾아 정상인으로서 생활하는데 보람을 느낀다고 소식을 전해 왔었다.

변비 소금물 한 컵과 자율진동으로 묵직했던 배가 가볍게…

배변은 매일 한 번씩 있는 것이 정상적인데 며칠씩이나 없을뿐더러 변이 굳어 있는 것을 변비라 한다. 변비는 장의 긴장과 활동이 저하되었을 때, 정신적인 긴장 상태가 계속될 때, 대장이 늘어났거나 배변반사가 습관적으로 억제되었을 때 일어난다.

변비는 여성에게 많으며 미용의 적이다. 변비가 계속되면 장 안에 이상발효가 일어나 가스 때문에 헛배가 부르고 두통, 요통, 신경통 등의 원인이 되기도 한다.

이 같은 변비에 대한 자율진동요법의 효과는 놀라울 정도로 좋다. 자율진동으로 장의 기능을 활성화시켜 주면 좋은 효과를 보게 된다. 또한, 소금을 조금 탄 물을 한 컵 마신 후 배꼽에서 좌하 측으로 자율진동을 계속하면 바로 효과가 나타난다. 이렇게 매일같이 아침 식사 전에 의무적으로 자율진동을 계속하면 틀림없이 시원하게 일을 볼 수 있게 됨은 물론, 기분이 상쾌해져 건강한 나날을 보낼 수 있다.

변비에 걸려 고생하는 사람들을 보면 우선 답답하여 약국에서 변비약을 사먹기는 하지만 장에 대한 기능이 회복되지 않으면 재발하는 경우가 많다. 변비로 고생하다가 필자를 찾아온 후 자율진동법을 배워 변비증을 고친 사람이 수두룩하다.

변비에 걸려 고생하다 찾아오는 사람들의 나이를 보면 20대에서 40대까지가 가장 많은데 특히 여자들이 많았다. 그 실례로 서울 봉천동에 사는 C양(25세)은 워낙 변비증이 심해서 병원에 입원까지 했었다고 한다. 항상 속이 거북해 매사에 의욕을 잃을 정도였고 2~3일씩 일을 보지 못하다가 겨우 일을 보게 되어도 1시간 이상이 걸리는 등 산모가 아기 낳는 것보다 힘들 정도였다. 자연 항문이 찢어지기가 예사인데 결국은 이로 인해 치질까지 생겨서 고생이 심했다. 그런데 필자를 찾아와 자율진동을 배우기 시작하면서 10일 만에 이런 고생을 끝낼 수 있었다.

유방암(1) 딱딱한 유방이 말랑말랑하게…

여자라면 누구나 상상해 보았을 것이다.

"만약 내가 유방암에 걸린다면….."

그리곤 끔찍하여 눈을 질끈 감고 도리질을 쳤을 것이다. 그러나 유방암은 생각보다 쉽게 발병하며, 자궁암과 더불어 흔한 질병이 된 지 오래다. 두 살짜리 어린 아기, 아니, 남성에게도 유방암이라는 것이 생겨나고 있다. 남자도 더 이상 유방암의 안전지대가 아닌 것이다.

그런데 여자에게 '유방'이란 어떤 의미인가!

우선 아기를 낳아 기르는 데 꼭 필요하고, 모성애의 상징이 되기도 하며, 몸의 아름다움을 대표하는 부분 아닌가. 유방 없는 여성의 몸을 상상한다는 건 남녀 모두에게 참으로 괴로운 일일 것이다. 그런 유방을 통째로 도려내야 하는 유방암은 그래서 너무도 무서운 병이다.

결혼 후 캐나다로 이민 간 후 상당한 부를 축적한 C씨는 3년 전 유방암이라는 진단을 받음과 동시에 수술을 권유받았다. 그러나 그녀는, 자신의 유방을 도려내는 데 동의할 수 없었다. 그래서 기 치료, 자연요법 등 세상에 좋다는 치료는 다 해보았으나 늘 처음에는 좀 좋아지는 듯하다가 다시 악화하는 상태가 반복되었다.

결국, 그녀는 필자를 찾아왔다. 처음 만났을 때 그녀는 거의 암 전문가 수준이었다. 그만큼 자신의 병을 잘 파악하고 있었다는 말이다. 그녀는 말로는 대한민국에서 이름깨나 날리는 기공사를 만나보았으나, 가슴에 손을 대어보더니 너무 늦어서 치유가 곤란하다는 말만 하고 돌아섰다는 것이다.

필자는 그녀의 가슴에 손을 대보았다. 가슴에 멍울이 많이 져 있고 유두가 함몰되어가는, 좋지 않은 상태였다. 필자는 그녀를 똑바로 바라보며 이렇게 말했다.

"나는 35년간 자율진동 수련을 해오면서 단 한 번도 치유가 불가능하다고 생각해본 적이 없는 사람이에요. 그러니 별것 아닌 것 같고 너무 호들갑 떨지 마세요."

그렇게 핀잔 아닌 핀잔을 주고 필자는 자율진동을 지도하기 시작했다. 환자 자신이 확신을 갖고 수련할 때 그 효과가 더욱 선명해지는 것이 자율진동 치유법이다. 그런 의미에서 그녀의 확신이 매우 중요했다.

1회차 자율진동에 들어가자 그녀는 두 손으로 자신의 가슴을 마구 때리며 울고불고하는 양태를 보였는데, 나중에 물어보니 가슴이 답답해서 때리니까 시원하더라는 것이다. 1회 수련을 마치자 그녀는 필자에게 자기 유방을 만져 보라고 했다. 필자는 가슴에 손을 대보고 너무나 놀랐다. 수련에 들어가기 전에는 그렇게 많던 멍울들이 80%는 줄어든 듯 부드럽고 정상에 가까운 유방이 되어 있었던 것이다. 필자는 그녀의 손을 잡고 이렇게 말했다.

"완치될 수 있다는 희망을 갖고 자율진동 수련을 규칙적으로 해나가세요. 암과 같은 난치병의 경우, 본인 스스로 자가치유의 의지를 갖고 매일 정해진 시간에 수련에 임하면 몸속에 들어 있는 나쁜 병증을 몰아낼 수 있습니다."

그녀는 1개월 후 필자를 다시 찾아와 2차 수련을 받았다. 그 후, 그녀의 곶감 같던 유방은 더 이상의 병든 유방이 아닌 건강한 유방이 되었다.

이처럼 빠른 치유가 가능했던 것은 그녀 본인 스스로가 치유하겠다고 강하게 다짐한 데 있다. 하루도 빠짐없이 아침마다 한 시간씩 자율진동 수련을 한 그녀는, 자신의 의지와 노력만 있다면 세상에 불가능한 일이란 없음을 직접 몸으로 체험한 몇 안 되는 사람 중의 하나가 된 것이다.

스스로 치유하고자 하지 않았다면 멍울로 가득 찬 가슴을 도려내고 항암 치료로 몸과 마음을 죽음에 이르게 했을 것이다. 기적과 같은 그녀의 승리에 박수를 보낸다.

유방암(2) 폐와 간으로까지 전이된 유방암

─ 자율진동 체험기 ─

2009년 1월 22일 유방암의 고지를 받았다.

그날 5일 전에 샤워를 할 때 왼쪽의 유두가 함몰될 것을 알게 되어 3일 후 서둘러 종합병원에서 유방암에 걸린 여성이라면 통과하는 모든 검사를 마쳤다. 그 결과는 암 확률 100%, 크기는 2.7센치. 진행성 유방암이었다. 그때 나의 기분은 '설마 나에게 암이 찾아올 줄이야!' 하는 놀람과 충격이었다. 의학 정보를 수집하면서 알게 된 것은 현대 의학의 유방암의 치료성적이 좋다는 평가였다. 자포자기를 할 필요는 없다는 것이었다.

전문의의 견해로는 나에게 찾아온 암의 성질이 예후가 좋은 암이라고 했다. 그리하여 암을 축소시키기 위해 수술요법과 방사선요법을 거쳤다. 그래도 때때로 엄습하는 심리적 패닉 상태와 공포에서 나를 해방시킬 수는 없었다. 천만 가지 유방 암에 좋다는 대체 의학 요법, 자연 요법, 식사 요법, 기능성 건 강식품도 동시에 병용해 면역력도 높이려고 노력했다. 곁에 서 떠나고 않고 혼신을 다해 간병해주는 남편을 위해서도 꼭 낫고 싶었다. 결혼생활 2년 만에 느닷없이 암 선고를 받은 것 이니 남편에게 너무나 미안했다. 40이 넘은 만혼이라서 자녀 는 없었지만 행복한 나날을 보내고 있던 참이었다.

그러니 이 세상에 우열을 가린다면 최고라고 하는 치유법들 을 어찌 시도하지 않았겠는가? 그러나 시간이 지날수록 암은 폐와 간으로 전이되고 재발했다. 마침내 말기 암 3개월 여명 선고를 받게 되었다. 신봉했던 현대 의학과 의존했던 대체 의 학을 가지고도 암의 마지막 단계에 와있음을 눈치채었을 때 는 절망의 벼락에 감전된 느낌이었다. 몸에서 기의 밀도가 약 해지는 실감, 체력이 바닥나 걷기도 몸을 가누기조차 힘든 지 경에 이르렀다. 설상가상으로 숨도 쉬기 어려워져 턱에 숨이 멈추는 느낌이었다.

남편이 서점에서 책을 사왔는데 이것이야말로 당신이 꼭 도

전해 볼 가치가 있는 요법이라고 힘주어 말했다. 아무리 좋은 건강식품을 섭취하고 이런저런 건강법을 찾아서 암을 극복하는 돌파구를 찾아보았지만 생의 종착역에 다다른 이 사람에게 또 무슨 요법이란 말인가? 또 하나의 황금지푸라기로만 보였다. 그러나 이것은 나의 편견과 고정관념에 불과했다. 윤청 선생이 저술한 《자율진동에 의한 장뇌혁명》이라는 책을 정독, 숙독해 보니 윤청 선생 주위로 우리나라를 대표하는 과학자, 석학, 교수, 사회지도자층이 걸린 암이 나아 결국 자율진동협회의 멤버가 되어 고백하는 글자들로 내용이 메워져 있었다.

체험사례가 너무나 신선하고 자율진동이론이 극명하게 확실해 자율진동은 안전 100%, 신빙성 100%라는 확신이 왔다. 이 진동이야말로 나을 가능성이 있다는 자신감과 확신은 생애 처음으로 겪어보는 그 무엇이었다. 어둠 속을 내리비치는 한줄기의 광명이라는 표현으로 형용해야 할 것 같다. 용기를 내어 윤청 선생에게 허약한 목소리로 전화를 걸었더니 그 당당하고 힘찬 여성의 말에서 가슴 깊은 곳에서 꿈틀거리던 공포와 패닉도 사라지는 것을 감지했다.

자율진동을 실천하고 보니 사람의 언어, 집의 화초, 부드러운 음악 등에 민감하게 마음이 반응하는 것을 절감했다. 먹은 것도 없는 데 힘이 솟으며 통증과 무기력이 사라지고 죽음도 사탄도 지옥도 두렵지 않는 강한 임팩트가 뇌에 전달되고 있었다. 몸에서 기의 밀도, 체력의 강도가 상승하는 것을 체크할 수 있었다.

의사가 검진해 보더니 의자에서 넘어지는 제스처로 깜짝 놀랐다고 하면서 이런 극적인 사례는 세계 의학계에도 아주 드문 자연치유 실례라고 하면서 대부분의 암세포가 없어지고 백혈구 수치도 정상화되었다며 고개만 갸우뚱거릴 뿐이었다.

"김 선생님을 우리나라 암학회에 보고해도 될까요?"

의사는 정중히 물었다.

"네. 그러셔도 되요."

내 남편은 너무나 좋아서 나를 꼭 껴안아 주었다. 나는 속으로 윤청 선생에게 고마움을 전하고 싶어 빨리 병원을 빠져나왔다. 자율진동의 존재를 아직도 몰라서 죽음의 대합실에서 절망과 고독으로 기다리고 있는 나와 같은 환우들에게 나는 이제부터 자율진동을 꼭 실천해보라고 제언하고 싶다.

만성 방광염 잦은 소변과 장 질환 증세가 한번에…

우리 주위에서 흔히 볼 수 있는 질환이지만 생명을 위태롭게 하거나 장기간 입원을 해야 하는 중병이 아니라는 인식 때문에 정작 본인이 느껴야 하는 고통과 당혹감에 비해 의젓한 환자 대접을 못 받는 병중의 하나가 방광염이 아닌가 싶다.

방광염은 급성과 만성이 있는데, 급성은 대장균 같은 세균이 요도를 통해서 염증을 일으키는 것으로 특히 소변을 억지로 참거나 변비, 임신, 방광결석 등이 있을 때 생기기 쉬운 증세로 이것을 오래 방치하거나 적절한 치유를 못 했을 때는 만성이 되는 경우가 많다.

무역업체인 D사에서 근무하는 K양(24세)은 맑고 시원한 용모에 지적인 분위기, 빈틈없는 매너로 숱한 남자 사우들의 선망의 대상이지만 그 흔한 스캔들 한번 없이 자기관리를 철저히 하는 깔끔한 성품의 아가씨였다. 하지만 어느 날부터 그녀에게 야릇한 증상이 나타나기 시작했다. 방광 부위가 묵직하게 누르는 듯 불편하며 때때로 심한 통증을 수반하는가 하면, 소변이 금방이라도 나올 듯하여 화장실을 급하게 갔다 오면 잠시 후 또 참을 수 없는 지경이 되곤 했다.

며칠 증세가 계속되는 동안 급한 모습으로 화장실을 들락거리고 왠지 안절부절못하는 그녀의 모습이 수많은 동료들에게 목격되면서 상상력이 풍부한 짓궂은 남자 동료들에 의해 해괴한 낭설과 망신스러운 내용으로 소문이 도니 자존심도 많이 상했다. 그녀는 비슷한 증세를 겪었다는 선배의 조언으로 찾아간 약국에서 약을 지어 먹었다. 그러나 며칠 만에 씻은 듯 증세가 없어졌는가 했더니 몇 달 만에 다시 재발하여 만성 방광염으로 악화했다.

친지의 소개로 필자를 찾은 그녀는 병도 병이지만 정신적인 충격이 너무 컸던지 불안하고 쫓기는 듯한 표정을 보였다. 필자의 유도에 의하여 시작한 자율진동은 힘찬 활력으로 그녀의 심신을 편안히 안정시켰고, 자율진동을 시작한 지 7일 후엔 모든 증세는 사라지고 20여 일 후에는 방광염의 합병증이었던 장 질환과 변비 증세도 씻은 듯이 사라졌다.

관절염 · 신경통 · 디스크

관절염

고관절 괴사

허리 · 무릎 통증

신경통

늑간 신경통

후두 신경통

좌골 신경통

사오십견

요통

허리 디스크

목 디스크

관절염 극심한 팔다리의 통증이 씻은 듯이…

대부분의 질병은 신체의 균형이 깨지거나 조화를 이루지 못할 때 생긴다. 그 중 정신적인 영향과 함께 몸 전체에 영향을 미치는 질환으로 관절염을 꼽을 수 있다.

관절염은 복합적인 원인과 증상을 보이는 병으로 팔다리나 기타 관절에 염증과 함께 극심한 통증이 오는 특징을 지닌다.

특히 급성 관절염 중에는 포도상구균, 임균 등에 의한 화농성 관절염이 있고, 만성 관절염인 결핵성, 류머티즘성, 변형성 관절염은 노화 현상의 일종으로 관절과 관절낭에 변화가 일어나 생기는 것으로 염증과 두통을 동반하며 X-레이를 찍어보면 연골 가장자리에 사마귀 같은 이상한 돌출이 보이는 특징이 있다.

한창 젊었을 때는 운동을 많이 했고 주먹깨나 썼다는 N씨(51세)는 부모가 물려준 재산으로 화려한 젊은 시절을 보냈다. 그러나 몇 번의 사업실패 끝에 가산을 탕진하고 5년 전부터는 시장 모퉁이에서 시계수리를 겸한 노점상을 하고 있던 차였다.

그런데 몇 달 전부터 무릎이 시큰거리고 조금만 걸어도 무릎이 붓고 아프던 것이 시간이 흐르자 극심한 통증과 함께 걷기는커녕 제대로 무릎을 접지도 못할 상태로 악화했다. 급기야는 증상이 팔꿈치에까지 옮겨갔다. 그리고 마음속에는 젊었을 때 잘 나가던 자신이 이렇게 수족도 못 쓰고 누워 있게 된 데 대한 통한과 울분이 가득 쌓였다.

필자는 우선 온몸의 힘을 빼게 하고 가벼운 진동을 유도하기 시작했다. 자율진동을 시작한 지 30여 분, 가벼운 진동은 곧 격렬한 파장으로 손끝을 타고 온 팔에 힘찬 진동으로 이어졌다. 이어 허리를 앞뒤로 흔들며 옮겨진 진동은 다리를 쭉 뻗고 앉은 그의 하체부위에까지 강한 파동을 일으키고 있었다. 그렇게 휴식도 없이 40여 분 정도 진동을 계속한 후에는 서서히 자율진동을 멈추게 하고 깊은 심호흡을 세 번 시켰다.

잠시 후, 몸을 움직여 보라는 필자의 말에 따라 팔과 다리를 움직이던 그가 놀란 얼굴을 했다. 굳어 있던 그의 팔꿈치와 무릎이 아무 고통 없이 접히고 펴지고 하는 것이었다.

그는 다시 생업에 종사하며 자율진동을 계속해 나갔다. 그러기를 한 달여 만에 그의 몸은 완쾌되었다. 자율진동이 관절염에 저항해 놀라운 기적을 이룬 것이다.

고관절 괴사 지팡이를 버리고 두 발로 걸어나간 청년

대부분의 환자들은 병이 판정을 받음과 동시에 예기치 못했던 괴로움에 빠진다. 병 또한 판정과 동시에 확실한 정체를 드러내어 고통을 증폭시키기 때문이다. 그런 감정은 특히 권위 있는 의사가 진단했을 경우나 값비싼 기계를 사용하여 나타난 증세일 경우, 더욱 강하게 작용한다.

의사의 말은 환자들의 잠재의식 속에 곧바로 입력되어 즉시 상상의 나래를 펼치게 한다. 환자의 잠재의식에 입력된 말들은 곧바로 환자의 신념이 되며 진단한 사람 이상의 능력자나 자기 스스로 강한 부정을 하지 않고서는 그 생각을 바꾸는 것이 거의 불가능하다. 그리고 그러한 생각을 곧바로 불치병, 난치병이라는 말에 일치시킴으로써 두려움에 중독되고 나아가 치유가 불가능한 단계로까지 발전하게 되는 것이다.

그런데 그러한 공포심을 과감히 깨버리고 자가치유의 길을 택한 남성이 있어 소개하고자 한다.

외국계 회사에 근무하는 Y씨는 어느 날 오른쪽 고관절에 심한 통증이 느껴져 잠에서 깨어났다. 그러나 일어나서 아픈 부위를 살펴보았으나 별다른 이상을 발견할 수 없었다.

'에이, 별거 아니겠지 뭐.'

그러나 이틀 후 통증은 더욱 악화했다. 소염진통제를 사 먹었으나 먹었을 때만 잠시 통증이 멎을 뿐 증세는 점점 더 악화했다. 결국, 그는 병원에 가서 X-레이 촬영을 하게 되었고 '고관절 괴사'라는 진단을 받았다. 그런데 이상한 건 의사의 진단이 떨어지자 그는 아예 지팡이나 의족 없이는 걸을 수도 없는 상황이 되어버린 것이다.

의사는 그에게 관절 수술을 권했고 그는 수술을 받아들일 수 없어서 고민했다. 그러던 중 우연히 필자의 책을 읽게 되었고, 협회를 찾아오게 된 것이다. 그의 다리를 살펴보던 필자는 다리 한쪽이 3센티미터 정도 짧은 것을 발견했다. 척추가 휜 데다 골반이 비틀려 있었기 때문에, X-레이 상으로는 관절이 썩은 것처럼 나와 있었던 것이다.

필자는 그에게 그 사실을 인식시키고 간단한 교정과 함께 자율진동을 지도하기 시작했다. 그는 낫고자 하는 의지가 매우 강한 사람이었다. 그래서 자율진동의 양상이 매우 활발하게 나타났는데, 그는 누워서 다리를 비틀고 데굴데굴 구르며 무척 고통스러워하다가 수련이 끝나자 누웠던 몸을 벌떡 일으켰다. 그러더니 말했다.

"다리에 통증이 전혀 없어요. 한번 걸어 봐도 될까요?"

필자가 고개를 끄덕이자 그는 착용했던 의족을 벗어던졌다. 그리고 천천히 두 다리를 번갈아가며 옮기기 시작했다. 단 한 번의 자율진동 수련을 통해 고통스럽던 병증이 사라진 그는, 후에 협회로 찾아와 스스로 만든 감사패를 전해주면서 이렇게 말했다.

"자율진동으로 제 병을 치유해주셔서 감사합니다. 자율진동으로 고통에서 헤어나게는 되었지만, 아직도 그 치유력에 놀랄 따름입니다. 거듭 감사드립니다."

물론 자율진동의 치유력은 신비롭고 놀랍다. 하지만 그의 경우에는 반드시 병을 물리치겠다는 자신의 의지가 더욱 힘이 된 듯하다. 낫고자 하는 신념과 자율진동이 자가치유의 힘이 30대 초반의 젊은 청년을 다시 뛸 수 있게 해준 것이다.

허리 · 무릎 통증 양판 찌그려놓은 것처럼 되버린 허리,
톱으로 써는듯한 무릎 통증

— 자율진동 체험기 —

무릎이 아픈지는 30년이 넘었다. 침도 맞아보고 양약도 먹어보고 여러 가지 방법을 다 써보았지만 나아지지 않았고 속에선 연골이 닳아 무릎이 애리면서 많이 부었다. 무릎이 굽혀지지도 않고 펴지지도 않고, 수년이 가니 완전히 굳은 살이 박혀 버렸다. 길을 조금만 걸어도 다리가 무겁고 뻑뻑했다. 다리가 오그라지지도 않아 일어날 땐 요상하게 두꺼비처럼 엉덩이부터 치켜들고 일어나야 했다. 저녁에 내 무릎은 톱으로 싹싹 써는 것처럼 애리기까지했다.

엎친 데 덮친 격으로 남편이 11년 전부터 편마비를 앓게됐

다. 지금은 호전이 됐지만 처음 3~4년간은 육중한 남자 몸을 여자가 눕히고 일으켜 세우기가 보통 일이 아니었다. 지금은 집을 개조해서 안에 화장실이 있고 높았던 마루도 낮춰 여러 모로 내 몸이 편해졌다.

　그러나 몇 년 동안 남편을 안아서 올리고 안아서 일으켜 세우고 하다 보니 내 몸의 뼈는 성한 곳 없이 다 늘어져 버렸다. 그래서 아프지 않은 곳이 없었다. 그래도 두 다리로 걸어는 다니니까 뭐 더 큰 병이 있으랴 했는데…. 어느 날은 일어나는데, 엄지발가락부터 좌골까지 마치 누군가가 잡고 있는 것처럼 발을 도저히 펼 수가 없는 것이다. 앉지도 못하고 눕지도 못하고 서지도 못하고 침대에서 일어났다가 퍽 떨어지면 그 자리에서 한 10분 정도 몸서리치다 또 가라앉으면 또 나가서 밥을 해 먹고…. 낮에 걸어 다닐 때는 조금은 걸어 다녔는데 자고 일어나면 그런 증세가 온다. 이러다가 내가 앉은뱅이가 되면 생활은 어떻게 해 나가야 되나 하고 애태우다, 한방병원에 가서 전체적으로 검사를 했다. 한방병원에선 나에게 화도 들고 특히 허리뼈가 자갈밭처럼 울퉁불퉁하니 양판 찌그려놓은 것처럼 됐다며 깜짝 놀랐다. 무슨 일을 하고 살아서 이런 식으로 몸이 망가졌냐며 나에게 물었다. 놀란 나는 한참을 멍

하니 있다 남편이 편마비라 일으켜 세우고 눕히고 하는 생활을 한다고 말했고 그럼 얼마나 했냐고 해서 10년이 넘었다고 하니 '아휴 더 이상 말을 말자고' 말씀하셨다. 그리곤 며칠 동안 꾸준히 병원을 다니며 물리치료를 받았지만 아무 효과를 보지 못했다. 병원에선 나에게 사소한 일에도 주의를 요해 일요일엔 교회도 못 나가고 목욕탕도 못 가게 했다. 가서 쓰러지면 큰 일 난다고….

그래도 따뜻한 물에 몸을 푹 담그고 싶어 선생님의 말을 되뇌이면서도 목욕탕을 찾았다. 목욕을 하고 있는데 한쪽에서 아줌마들이 '거기'가 잘 낫는다고 하는 말소리가 귀에 쏙쏙 들어와서 내가 지금 허리랑 다리가 많이 아파 '거기'를 알고 싶다고 했고 가르쳐준 대로 이곳에 오게 됐다. 원장님께서 나를 보시더니 병원에서 진단받지 못한 것까지 다 잡아내셨다. 내 몸의 형세와 안 좋은 곳이란 곳은 다 점검해 주셨다.

원장님께선 "제가 말한 곳은 다 나을 수 있습니다."라고 말씀하셨고 그 말씀이 나에게 희망을 주었다. 여기서 치료를 한 번 받고 일어나니 너무 아파서 떨리며 걸음도 걷지 못했다. 우리집을 10분이면 가는 데 20분을 넘게 걸어갔다. 그런데 신기하게 그 다음 날 자고 일어났는데, 아픈 것이 감쪽같이 없어져 남편도 나도 깜짝 놀랐다.

　그래서 계속 다니기 시작했고, 한 번 두 번 올 때마다 아픈 곳이 한 곳 두 곳 없어져 갔다. 무릎에 붓기도 빠져 걸어다니기 편해졌고 잘 때 애린 것도 나아지더니 지금은 무릎에 생겼던 헛살이 다 빠져 버렸다. 뻑뻑했던 허리와 무릎도 많이 부드러워졌다. 예전에 스트레스를 많이 받아 노랗게 변해버렸던 흰 눈동자도 이곳에서 치료를 받으며 없어졌다. 또 양약을 너무 많이 먹어 퉁퉁 부었던 살도 많이 빠져 지금은 몸이 가벼워져 모든 게 수월하다. 소화도 잘 되고 변비도 모두 다 나았다. 어쩌다가 목욕탕에서 여기 소개해 준 분을 만나게 해준건지 …. 지금은 새로운 삶을 사는 것 같다.

광주 중흥동 박○○ (여, 63세)

신경통 어깨, 팔, 가슴까지 심한 통증, 40분 만에 반응

경박신경통은 목을 중심으로 한 어깨·팔 증후군 또는 경박 증후군이라고 한다. 원인이 확실치 않은 채 상당한 고통을 안겨주는 경박증후군 중에서도 반수 이상을 차지하는 경부척추 연공증은 경부추간판의 퇴행성 변화에 기인하는 병으로 쉽게 치료되지 않는 난치성 질병이라고 할 수 있다. 특히 이 질병은 뼈 또는 연골이 돌출하여 척추를 압박함으로써 손발의 운동장애와 보행장애 등을 일으키게 되어 사회생활에 치명적인 장애를 안겨주는 경우가 허다하다.

모 방송국의 상당한 직위에 있는 P씨(52세)는 강한 추진력과 함께 빈틈없는 업무수행으로 방송국 내에서도 그 실력을 인정받고 있는 분이었다.

처음에는 목이 뻣뻣하게 굳어오는 듯한 느낌과 함께 통증이

시작되더니 차츰 어깨와 팔을 통해 손가락이 심하게 저린다든가 때로는 가슴이 참을 수 없을 만큼 격심한 통증으로 짓눌려 오는 듯한 압박감이 왔다는 것이다.

거기다 가끔씩 기침이나 재채기를 할라치면 통증은 더욱 그를 괴롭혔다. 가슴께의 격심한 통증에 비추어 심장 계통의 진찰을 받아 보았으나 별 이상이 없는 것으로 판명되자 안심을 하고 다시 일에 몰두하던 그는 이제 설 수조차 없게 되어 자리에 눕고 말았다.

정밀진단 결과 '경부척추연골증에 의한 경박신경통'이라는 긴 이름의 병명을 통고받았다. 그러나 일에 대한 욕심으로 병원을 뛰쳐나와 다시 일에 몰두하던 그가 필자를 찾은 것은 어느 저녁 늦은 시간이었다.

깊은 심호흡으로 심신의 운기를 조정한 후 시작한 자율진동은 시작한 지 40여 분 후부터 그렇게 무력하고 괴로웠던 그의 심신에 커다란 변화를 가져왔다. 손끝부터 전후로 진행하던 파동은 격한 운동으로 팔과 어깨를 거쳐 온 전신에 퍼져 거대한 격류처럼 파동치기 시작했다. 20여 일 후 그는 다시 건강을 되찾을 수 있었다.

늑간 신경통 과음, 과로 등이 원인, 진동 후 통증 사라져…

늑간 신경통은 대부분 척추와 갈비뼈 사이, 즉 늑간 신경의 주향을 따라 앞가슴 아래쪽에 걸쳐 발작적으로 일어나는 격심한 통증으로 협심증과 늑막염으로 혼동되거나 오진되는 경우도 있는 질병이다.

가벼운 기침을 하거나 조금 깊은숨을 쉬다가도 또 하품을 하다가도 찢어지는 듯한 통증으로 환자를 놀라게 하는 이 병은 아직도 원인이 확실히 밝혀지지 않았으나 대부분 감기나 과로, 척추나 늑골카리에스, 당뇨병 등의 후유증이나 과다한 음주나 약물중독 등도 원인으로 알려져 있다.

특히 피부질환인 대상포진이 원인병으로 작용하는 경우가 많기 때문에 이 병과의 상관관계를 미처 생각하지 못한 환자들이 병인을 착각하는 경우가 많다. 운전기사, 저술가 등의 직업군에서 이 병이 흔한 것은 직업적, 환경적 요인이 이 병을 유발시킬 수 있음을 보여준다고 할 수 있을 것이다.

인생의 목표를 판사에 두고 사법고시 삼수생으로 접어든 J 씨(29세)는 몇 곳의 치료에도 실패하고 필자를 찾아왔다. 이른바 '늑간 신경통'. 허리를 구부린 채 초췌하고 고통스러운 모습으로 들어선 그의 핏발선 눈동자와 마주한 필자는 우선 편안한 자세로 호흡을 고르게 한 후 10여 분간 명상에 잠기게 유도했다. 편안한 마음에서 시작한 자율진동의 파장이 퍼져 오고 그것은 큰 위력으로 서서히 그의 몸 전체로 퍼져가기 시작했다. 어깨를 거친 진동이 환부에까지 격렬하게 진동을 끝냈을 때 이미 그를 괴롭혀 왔던 통증은 모두 사라지고 굵은 땀방울로 얼룩진 얼굴에는 믿기지 않는 듯한 환한 미소가 넘치고 있었다. 20여 일 후 그는 건강을 회복했다.

후두 신경통 진동을 통한 정신집중으로 평정 회복

때때로 목 뒤에서부터 머리끝을 향해 격심한 발작적 통증을 수반하는 후두 신경통은 때로 목디스크와 고혈압을 의심케 하는 경우도 있지만, 이것은 대후두부 신경 또는 소후두부 신경이 분포되어 있는 후두부 신경통의 한 증상일 뿐이다.

중견 광고회사 디자인 부서의 책임자로 근무하는 L씨(43세)는 업무의 성격상 늘 쫓기는 듯한 상황 속에서 창의적이며 기발한 내용을 요구하는 광고주들의 요구를 채워주지 못하는 절박함을 감당해야 했던 모양이다.

어느 날부턴가 뻣뻣해진 목과 뒷머리를 타고 오르면서 머리까지 퍼지는 격심한 통증은 참을 수 없는 동통으로 발전하더니 진통제도 잠깐의 위로일 뿐 점점 심해지는 게 아닌가. 이 증상은 급기야는 죽을병에 걸린 듯한 두려움을 안겨 주었다.

이럴 경우의 자율진동은 부분적 병증의 완치는 물론 본질적으로 피폐해지고 지친 몸과 마음의 병까지도 사라지게 하는 신묘한 효력을 가져오게 하였다. 편안한 자세와 심호흡으로 시작된 정신집중으로부터 자율진동에 이르기까지 첫날의 운동이 끝났을 때 이미 그는 전혀 통증을 느끼지 못할 만큼 증세가 호전되었으며, 진동 끝에 평안한 숨 고르기와 휴식이 마음의 평정까지 가져오게 했던 모양이다.

일주일 후쯤 예의 격렬한 자율진동을 마치고 평안한 명상에 들었던 그가 문득 무릎을 치며 벌떡 일어서는 것이 아닌가. 풀리지 않는 화두처럼 막혔던 아이디어가 떠올랐다는 것이다. 성급히 회사로 향하는 그의 뒷모습은 당당했고, 성실하고 희망이 넘치는 건강한 중년 남자의 자랑스러운 모습이었다.

좌골 신경통 서지 못하고 성 기능 장애까지, 20분 만에 반응

많은 사람들은 좌골 신경통을 몸의 좌측에 생기는 신경통 정도로 알고 있다. 그러나 이는, 왼쪽을 뜻하는 좌左가 아니라 앉을 좌坐로 주로 통증이 둔부에서 다리 후면을 따라 나타나는 병이다. 대퇴부나 하퇴부에만 한정되어 나타나는 수도 있으나 대부분 심한 통증 때문에 일어설 수도 걸을 수도 없는 경우를 자주 보게 된다.

직립동물로 걸으면서 생활해야 하는 인간이 서거나 걷는 것에 불편을 느낀다면, 삶의 의욕마저 꺾이게 되는 일일 것이다. 그러기에 신경통은 꼭 물리쳐야 한다.

작은 개인회사에 근무하는 G씨(35세)는 2년 전 사무실을 옮기면서 평소의 성품대로 가볍거나 무거운 것 가리지 않고 이삿짐을 옮기는 것을 도와주던 중, 허리가 삐끗했는데 간간이 찌릿찌릿한 통증이 느껴졌다. 별일이야 있겠느냐는 생각에 그는 진통제나 먹고 파스나 붙이면서 무심히 넘기며 지냈다. 그러나 그 일이 있고부터 일 년쯤 지나자 통증은 더욱 격심해져 급기야는 걷거나 서지도 못하는 처지가 되었다.

그와 같은 좌골 신경통의 경우 성 기능에도 치명적 장애를 가져와 발기불능의 증상을 수반하는 것이 일반적인데, 그 증세는 그에게도 예외 없이 나타났다.

건강하고 성실하며 특히 애처가로 소문난 그는 평소 사랑하는 아내에게 절륜한 힘을 뽐내왔다.

그러던 그가 드러누운 지 3개월! 긴 병에 효자 없다고, 몇 달을 누워서 꼼짝 못하게 되자 그는 곁에서 정성껏 간호해주는 아내에게 눈치가 보이기 시작했다. 그래서 여기저기에서 자료를 본 후 협회를 찾아왔다.

그는 필자에게 자기소개를 하자마자 투박한 호남 사투리로 사정을 호소했다. 필자는 간단한 촉진 후 자율진동을 유도하기 시작했다. 다른 사람보다 조금 늦은 약 20여 분 후, 그의 두 손이 상하로 서서히 움직이기 시작하더니 2~3분 후에는 격렬하게 진동하며 어깨와 가슴을 거쳐 허리까지 옮겨갔다.

필자는 진동 중인 그를 편안히 누이고 다리로까지 진동을 유도했고, 그러자 20여 분 후 거대한 파도처럼 그의 온몸은 출렁거리기 시작했다. 그리고 30여 분 후부터는 다리를 굽혔다 폈다 하는 관절운동 현상까지 일어나기 시작했다. 그리고 20여 일 정도 더 자율진동을 계속하자 그의 병이 완쾌되었음은 물론 그가 볼멘소리로 걱정하던 성 기능 장애 문제도 씻은 듯이 사라졌다.

사오십견 뼈근했던 상체가 가뿐해진다

　40~50세 이상 되는 사람에게 흔히 일어나므로 보통 사오십
견이라 한다. 어깨 관절 내부에는 염증이 없는데 관절주위의
관절낭에 이상이 일어난다. 그래서 정식 병명은 견관절주위
염 또는 견비통이라고 한다.

　주사나 약물요법 그리고 지압요법이 있으나 쉽게 낫지 않는
다. 이 병의 증상은 마치 신경통과 비슷해 혼동하는 사람이 많
다. 그래서 흔히 사오십견 환자들이 신경통으로 혼동하고 신
경통에 대한 치료법을 택하지만, 완치가 되지 않아 고생이 계
속된다.

　사오십견이 발병하면 처음에는 목 뒷부위에 뼈근한 증세가
나타난다. 잠잘 때 베개를 잘못 베어 그러한 증상이 나타나는
걸로 알고 사람들은 파스 종류를 붙이곤 한다. 하지만 쉽사리
통증은 가시지 않고 목에서 어깨까지 쑤시고 뼈근하게 아프
며 심지어는 팔까지 저려서 견디기 힘들어진다.

자연 통증으로 신경이 곤두세워지면 머리가 아프고 상체부위가 피로에 시달리는 합병증까지 동반되는 예도 있다. 필자를 찾아와 자율진동으로 효과를 본 C씨(53세)의 경우도 사오십견 환자였다. 어느 날 아침잠에서 깨어나니 왼쪽 어깨가 저리고 아프더라는 것이다. 피곤해서 그렇겠지 하고 대수롭잖게 여겼으나 점점 심해져 3일 후엔 병원치료에 침까지 맞았으나 완치가 되지 않고 심지어는 팔까지 가늘어졌다고 한다.

　3개월 동안이나 고생을 하다가 필자를 찾아온 그녀는 자율진동법을 가르쳐준 지 5일 만에 통증이 가라앉기 시작, 20여 일 만에 아픔이 사라졌다고 했다.

　K대학 K교수(48세)도 평소에 헬스, 골프 등으로 몸을 단련, 나름대로 건강에 자신이 있음을 자랑해 왔다고 한다. 그런데 갑자기 목줄기가 당기고 어깨가 아프기 시작하더니 평소에 즐기던 골프도 못 칠 정도가 되어버렸다. 팔을 돌리지도, 올리지도 못해 밥을 먹을 때 수저마저 들 수가 없었다. 팔로 바닥을 짚기만 해도 전신이 저려왔다.

　병원, 한약방, 물리치료 등 다방면으로 치료요법을 써봤지만 통증은 일시적으로 사라졌다간 다시 재발해 혹시나 골수암에 걸리지 않았나 하고 필요 이상의 공포심까지 가졌다고 한다. 그런 고민 끝에 필자에게 자율진동을 배운 지 5~6일 만에 통증이 사라지더니 이제는 건강한 나날을 보내고 있다.

요통 기어왔다 걸어나간 사람

　우리 주변에서 흔히 볼 수 있는 질환 중의 하나가 허리 신경통이다. 허리가 아픈 증세를 일반적으로 요통이라 한다. 하지만 요통의 원인은 동일하지 않다.

　척추질환에서 오는 요통이 있는데 그중 척추카리에스와 추간판 헤르니아(디스크) 등은 치유가 어렵다. 또한, 내장의 이상으로 위하수증을 비롯해 간장, 비장, 심장, 부신, 비뇨기, 생식기, 자궁병으로 인해 반사적으로 허리에 통증을 느끼기도 한다. 이밖에 당뇨병, 갱년기장애, 노이로제 등 대사 신경계와 호르몬 관계에서 요통이 생겨나기도 한다. 이렇듯 원인이 어디에 있든 간에 요통에 시달리는 환자들은 적절한 치유를 못 해서 애태우는 경우가 많다.

　물론 현대 의학 전문의들의 치료에 의해 완치가 되는 사람도 있지만 일시적으로 통증이 사라졌다가 재발되는 예도 많다. 그러나 필자가 지도하고 있는 자율진동으로 인해 허리 신경통이 치유되고 있는 사례가 있어 그 실례를 밝힌다.

서울 신당동에서 철물상을 경영해온 L씨(47세)의 허리 신경통의 경우는 이러했다. 전봇대에 올라가 변압기를 달다가 허리에 무리를 주어 4년 전부터 허리 신경통 환자로 고생을 해왔다. 온갖 치료를 받았으나 별 효과를 보지 못하고 필자를 찾아올 땐 본인이 걸어오지도 못하고 가족에게 업혀올 정도였다. 반듯이 눕혀놓고 잠시 척추교정을 해준 후 자율진동법을 가르쳐 2시간 동안이나 자율진동을 하도록 했는데 신기하게도 돌아갈 땐 자신이 걸어서 나갔다.

그는 신기한 듯 자율진동법에 매료돼 매일같이 찾아와 1시간 이상씩 자율진동을 한 지 20일 만에 요통이 완전히 치유됐다.

아기를 낳고 산후조리를 제대로 못 해 허리 신경통으로 고생하던 H씨(36세) 역시 자율진동으로 요통을 치유한 경우이다. 그녀는 임신 중 복대를 하고 생활하다 아기를 낳고도 복대를 하고 다녔는데 어느 날 허리가 끊어져 나가는 듯한 통증이 왔다고 했다. 그녀 역시 필자를 찾아왔을 때 엉금엉금 기어오다시피 했다. 그런 그녀가 필자의 유도에 의해 시작한 자율진동의 힘찬 활력 덕택에 점차 통증이 사라졌으며, 20여 일째에 이르자 환자 스스로도 신기해하듯이 완전히 요통이 사라졌다.

허리 디스크 서지도 못하는 중증, 한 달 만에 완쾌

이 세상에 질병이라고 이름 지어진 수많은 병들 중에서 가장 고통스러운 것이 무어냐고 묻는다면 아마 대부분의 사람들은 암이라고 대답할지도 모르겠다. 그러나 암보다 더 무서운 병이 있다. 그것은, 겉으로는 멀쩡해 보이지만 환자 자신은 극심한 통증으로 남몰래 고통받아야 하는 병, 바로 허리 디스크일 것이다.

디스크는 평소 운동을 게을리하던 사람이 갑자기 심한 운동을 하거나 무거운 것을 들 경우, 중년 남성들이 무리한 성생활을 하는 중에 순간적으로 허리 부위를 삐끗하면 생겨난다.

생각하기에 따라서는 아주 사소한 것 같지만 그러한 통증은 지속적으로 계속되다가 요추에 압박을 가져오고 결국에는 디스크라는 고질병이 되어버린다. 심한 경우, 고관절이 빠지거나 뒤틀리는 환자들도 없지 않다.

48세인 L씨는 6개월 동안 자신의 나이와 어울리지 않는 젊은 아가씨와 사귀며 왕성함을 과시해왔다. 그러나 자신의 나이를 잊고 너무 성급했던 탓일까? 침실에서 그는 갑자기 '욱!' 하는 소리를 내며 자지러지고 말았다. 그리하여 두 발로 서지도 못할 만큼 중상을 입은 그는 급기야 낯선 이의 등에 업힌 채 협회를 찾게 되었다.

전에도 종종 그런 일을 목격했던 필자는, 우선 그를 편안히 눕힌 후 30분 정도의 타율진동으로 편안한 상태에 오르게 한 다음, 서서히 자율진동을 유도해내기 시작했다. 그러자 두 팔로부터 오기 시작한 진동은 차츰 격렬한 모습으로 전신에 퍼져 나가더니 그의 얼굴과 몸에는 굵은 땀방울이 돋기 시작했다. 그쯤에서 필자는 잠시 진동을 멈추게 한 후 그에게 휴식을 취하게 하였다. 그리곤 10여 분 후, 무리이긴 하지만 서서히 부분진동을 유도하기 시작하여 먼저 목 부분에 진동을 유도한 후 서서히 허리 부분으로 이동시켰다. 그리길 15분가량, 그에게 파장의 여진을 가다듬게 하기 위해 심호흡을 시킨 후 필자는 자신 있게 "일어나라."고 말했다.

미심쩍은 표정으로 조심스럽게 발을 모으던 그는 몸을 벌떡 일으키며 놀란 표정을 감추지 못했다. 무모하고 순간적인 호기로 자칫 평생을 드러누워 살 수도 있던 그는, 이번에는 심호흡이 아닌 안도의 한숨을 쉬었다.

그의 병은, 그 후 한 달 정도가 지나도록 자율진동을 계속한 후 완쾌되었다. 사회생활에도 전혀 지장을 받지 않을 정도로 말이다.

목 디스크 어깨와 가슴에 심한 통증, 보름 만에 씻은 듯…

　크든 작든 대부분의 질병은 생명을 위협하거나 고통을 준다. 그리고 그것은 어쩌면 너무나 당연한 일인지도 모르겠다.

　그 중 목 디스크는, 생명이 위협받을 만큼 고통스럽고 운신 또한 어려워 환자에게 상당한 고통과 괴로움을 안겨주는 병이다.

　젊은 시절부터 요식업을 경영해온 52세의 P씨는, 상당한 재력으로 남매를 대학에 보내고 안정된 가정을 꾸리고 있는 전형적인 자수성가형 인물이었다. 그는 딸아이가 대학에 입학하면 온 가족이 함께 스키여행을 가겠다고 일찌감치 자녀들에게 약속했었다. 그래서 아들에 이어 딸이 모 대학 미술학과에 합격하자, 난생처음 가족동반 여행으로 스키장을 다녀왔다.

눈부시도록 현란한 눈 언덕의 계곡을 내려오는 스키어들! 그들의 묘기를 감탄과 두려움의 시선으로 바라보기만 하던 그는 자녀들의 강권에 따라 간단한 초보자 교습을 끝내고 멋쟁이 아버지의 참 모습을 보여주겠다는 각오로 정상에 올랐다. 그러나 마음과는 달리 몇 미터 가보지도 못하고 눈밭에 나뒹굴고 말았다.

그런데 초보자로서 당연한 귀결이었을 눈밭에서는 여파는 3~4개월이 지나면서부터 심각한 파장을 몰고 왔다.

어느 날 격심한 통증과 함께 목 부분이 뻣뻣하게 굳어지는 듯한 느낌과 함께 한 쪽으로 돌아간 목을 돌리지도 못할 정도의 난처한 상황에 빠진 그는, 가슴께를 무겁게 짓누르는 압박감과 함께 찾아온 심한 기침, 손끝이 저릿저릿하며 어깨와 가슴까지 굳어오는 듯한 통증에 시달리다 결국 자리에 눕고 말았다.

지친 표정에 퀭하게 꺼진 눈으로 센터를 찾아온 그를 마주한 필자는 그의 고통을 충분히 이해할 수 있다는 표정으로 그의 손을 잡았다. 우선 심호흡으로 마음을 가다듬은 뒤 손끝부터 가벼운 진동을 유도했다. 20여 분 후부터 시작된 진동은 가벼운 파장으로 점점 두 팔로 이어지기 시작했고 30여 분 후에는 목과 어깨 그리고 가슴까지 파도처럼 출렁이기 시작했다.

중간에 5분 정도씩 쉬게 하며 한 시간 가까이 계속했던 자율진동을 끝낸 뒤 필자는 그에게 왼쪽으로 고정되어 있던 머리를 돌려보라고 말했다. 믿기지 않는 듯 조심스레 고개를 돌리던 그의 표정이 놀라움으로 밝아졌다.

그 후 보름 정도 자율진동을 계속한 그는 목 디스크를 완치하고 웃음도 되찾았다.

신경·근육 마비 증상

안면 신경 마비 명상과 진동으로 우울증까지 날려 보내다

안면신경마비는 당사자는 물론 주위 사람들에게도 큰 당혹감을 안겨주는 부담스런 병이다. 어느 날 아침, 거울 속에 비친 일그러진 얼굴, 축 처진 입술, 감기지 않는 눈, 도저히 자신의 얼굴이라곤 믿어지지 않은 기괴한 모습이 자신임을 깨달았을 때의 충격은 아마 겪어보지 않은 사람은 헤아리기가 어려울 것이다.

작은 사업체를 경영하던 K여사(47세)는 어느 날 아침, 한순간에 변해버린 자신의 모습에 큰 충격을 받았다. 병의 경중을 따지기 전에 몇 곳의 병원을 드나들면서도 원인을 발견하지 못하고 증세가 장기화되면서 정신적 고통은 더욱 심각해져 갔으며, 급기야는 사람을 기피하고 음식마저 거부한 채심한 우울증과 노이로제 증상을 보였다.

결국, 친지의 소개로 협회를 찾아온 그녀를 보고 필자는 서둘러 자율진동을 유도했다. 우선 온몸에 힘을 빼게 하고 깊은 명상을 이르도록 유도한 다음, 30여 분 후 가벼운 파장으로 타율진동을 시작해 점점 강한 진동으로 온몸에 파장의 흐름을 느끼게 해주었다.

2일째 되는 날은 5분 정도의 타율진동에 이어 자율진동을 유도하기 시작했다. 그러기를 10여 분. 손끝에서부터 가볍게 일기 시작한 파동은 양손에 이르자 큰 흔들림으로 바뀌었고 차츰 어깨와 가슴, 허리와 다리로 퍼지면서 격렬하면서도 섬세한 진동으로 온몸을 충만한 파동에 출렁이게 했다.

30여 분의 온몸 진동 후 20여 분 정도 쉬게 한 후, 허리께에 10분 정도 집중적인 부분진동을 유도하고 10분의 휴식 후 다시 어깨부터 시작하여 머리 쪽으로 부분진동을 유도했다. 그러자 15분여 후 그녀의 입에서 기괴한 탄성의 소리가 터져 나왔다.

그 모습을 보며 필자는 '조금 무리겠다' 싶은 생각을 하면서도 10여 분 정도 더 부분 자율진동을 계속하게 했다. 그러자 그녀의 온몸은 땀에 흠뻑 젖은 채 충만한 기력과 뜨거운 열기를 뿜어냈다.

초심자에게 1시간이 넘는 자율진동은 조금 무리한 일이었지만, 그녀에게는 그 시간이 기적의 시간이며 새 삶의 문을 여는 재생의 시간이 되어주었다. 그녀를 괴롭혀왔던 마비증세가 모두 풀린 것이다. 필자는 그녀에게 거울을 내밀었다. 그 속에는 고통의 벽을 뛰어넘은 한 중년 여인의 해맑은 얼굴 위에 경이로운 미소가 잔잔히 피어오르고 있었다.

하반신 마비 꿈쩍 않던 하반신이 자율진동으로 움직여…

몇 년 전 어느 병원의 수간호사라는 분이 암 진단을 받은 아버지를 고쳐달라며 필자를 찾아왔다. 병원에서 할 수 있는 거라곤 수술과 방사능 치료가 고작인데 그건 너무나 고통스러운 과정이어서 수술 없이 치료할 수 있는 법이 없을까 하여 찾아왔다는 것이다.

필자는 그녀의 아버지를 관찰한 후 며칠 뒤 다시 방문토록 하였다. 그런데 며칠 뒤 그녀는 암 환자인 아버지를 모시지 않고 혼자 찾아온 게 아닌가!

그녀는 방에 들어오자마자 눈물을 흘리기 시작했다. 필자는 아버지가 더 위독해지셨거나 별세한 것이 아닌가 하여 걱정을 하고 있었는데, 그녀의 입에서 나온 말은 뜻밖이었다.

그녀의 얘기인즉, 아버지와 센터에 다녀간 후 영동의 어느 병원에 입원시켜 드렸는데 그 사이 군에서 의장대장을 맡고 있던 건장한 동생이 술을 먹고 언덕에서 굴러 치명적인 척추 손상을 입고 하반신 마비가 되었다는 것이다. 회복 가능성은 1%도 없다는 절망적인 선고를 받았다고 한다. 그녀는 남동생이 이제 결혼한 지 3개월밖에 되지 않았다며 평생 하반신 마비로 살아야 한다면 젊은 올케는 친정으로 되돌려 보낼 수밖에 없다고 울먹였다.

그녀의 딱한 사정을 들은 필자는 한 발짝도 거동할 수 없는 환자를 찾아 직접 병원으로 방문해 환자의 상태를 살펴보기로 하였다.

간호사의 말대로 키도 크고 아주 잘생긴 청년이 하반신이 마비된 채 꼼짝 못하고 병상에 누워 있었다. 필자를 보자, 가족들은 청년을 살려달라며 울며불며 애원했다.

필자는 병원의 많은 사람들 앞에서 어떻게 할 수가 없어서 일단 몇 군데 지압을 해준 후 연초 휴가 때 환자를 직접 데려오도록 당부했다. 새해, 정말로 장정 다섯 명이 동원되어 환자를 둘러매고 협회를 찾아왔다.

필자는 간호사의 호소도 호소려니와 결혼한지 몇 달도 안 된 환자와 젊은 신부가 너무도 안쓰러워 어떻게든 고쳐주어야겠다는 일념으로 자율진동을 유도하기 시작했다.

자율진동을 시작하자 마비되었던 청년의 하체가 조금씩 움직이며 점차 호전반응을 보였다. 필자는 그의 다리가 움직이는 것을 확인하곤 부부관계도 가능하게 되었으니 시도해보도록 권유하였다.

자율진동법을 시작한 후 한 달 만에 그 환자는 도저히 불가능하다고 믿었던 부부관계의 쾌거(?)를 이루었다. 1%의 가능성도 없다는 병원에서는 기적이 일어났다고 난리법석이었고 모든 환자들이 환호성을 질렀다. 그 뒤 그는 군 병원으로 이송되어 병원치료와 자율진동법을 병행했고, 결국 하반신 마비에서 벗어났고, 예쁜 딸까지 얻게 되었다.

근육 신경 마비 쓰지 못하던 오른발로 뜀뛰기 40번

이번에는 중국 교포 청년의 사례다. 그 청년은 지난 2000년 한국에 와서 노동을 하던 중 오른쪽 다리에 골절상을 입어 근육과 신경이 마비되어 오른발을 전혀 쓰지 못하게 되었다.

그는 수봉재활원의 김동극 원장이 쓴 책에 인용된 자율진동법에 대한 소개를 읽고 수소문 끝에 필자를 찾아왔다. 그는 불법체류자였기 때문에 국내에서 산재 등 보험 혜택은 커녕 물리치료조차 제대로 받지 못한 채 수술 후유증으로 고통을 겪으면서, 암 환자들을 위한 호스피스 생활을 하며 근근이 살고 있었다.

그의 이야기를 들은 필자는 한국에 와서 고생만 하다가 불구의 몸이 된 그가 몹시 가여웠다. 그래서 그의 회복에 최선을 다하기로 마음먹고 자율진동 유도를 시작했다. 그런데 놀라운 일이 일어났다. 근육과 신경 마비로 인해 오른발로는 한 번도 뛰어보지 못했던 그가 자율진동 하루 만에 그 자리에서 40회를 뛰고 다음 날에는 무려 58번 뛰는 기적을 보인 것이다.

그날 함께 자율진동운동에 참가했던 사람들은 중국 교포 청년이 하루 만에 보인 기적 같은 결과에 놀라워하며 다 함께 그의 쾌유를 축하해 주었다. 청년은 훨씬 나아진 몸으로 암 환자를 위한 요양시설로 돌아갔고, 시간을 내어 열심히 자율운동 수련을 하며 자신의 몸을 돌보는 한편 고통받는 암 환자들을 보살피며 살아가고 있다.

척추성 소아마비 진동으로 신경 되살려…

소아마비에는 뇌성과 척추성 두 가지가 있다. 발병의 원인이 서로 다르므로 혼동하면 안 된다. 그러나 우리나라에서 보통 소아마비라고 부르는 것은 척추성인 것이 대부분이므로 여기서는 척추성 소아마비에 대해 기술하기로 하겠다.

척추성 소아마비는 바이러스성 전염병으로 지체에 마비가 일어나지만, 지능에는 이상이 일어나지 않는다. 그러나 마비는 이 병에서 꼭 나타나는 증세가 아니고, 거의 대부분은 마비 없이 병을 앓고 면역만 생기는 것이다.

마비는 바이러스가 척추의 회백질에 침해한 결과 뇌로부터의 명령이 근육에 전달되지 않는 데서 일어난다. 3~5일간 감기와 비슷한 증상이 나타난 다음 열이 내림과 동시에 팔과 다리에 마비가 온다. 마비는 한쪽 다리에만 일어난 경우가 가장 많고, 다음은 양쪽다리, 그다음은 한쪽 팔과 다리에 오는 수가 있다.

마비 후 2~3주일 후부터는 근육의 위축이 시작되므로 급성 기만 지나면 마비에 대한 자율진동법을 실시, 부동위축과 관절의 변형을 예방함과 동시에 혈액순환과 반사기능을 자극해 효과를 볼 수 있다. 그러나 환자는 대부분 허약체질로써 신경 과민에 영양장애까지 겹쳐 있으므로 치료가 지나쳐 피로감을 주는 일이 없도록 해야 한다는 것을 명심해야 한다.

필자가 지도하는 자율진동법은 환자 스스로 기를 살려서 마비된 부위에 신경을 되살리는데 가장 바람직한 치료요법으로 결과적으로 타율운동과 자율운동을 병행하면 한층 효과적이다.

소아마비 환자를 둔 부모는 자녀의 불행을 한탄만 하고 있을 것이 아니라 성의와 적극성을 가지고 자율진동을 환자 환자에게 가르치고 익혀 스스로 치료를 할 수 있게 해야 할 것이다.

최악의 경우 치료기간이 1~2년가량 걸린다 해도 꾸준히 노력하면 자녀의 불행을 평생토록 보는 일 없이 마비된 부위를 고칠 수 있을 것이다.

운동기 질환 마사지 효과는 일시적일 뿐 진동으로 스스로 쾌유

　운동기 질환이란 뼈, 관절, 근육 힘줄 등 인대의 운동과 직접 관련되는 부분의 장애나 이상을 말한다. 운동기 자체는 생명유지에 직접적인 작용을 하지 않는 것으로 그 질환이 직접 사인이 되는 일은 드물다. 그래서 치료에 있어서나 간호하는 가족들에게나 그다지 관심을 받지 못하기 때문에 대부분 만성상태로 들어가기 쉬우며, 환자 자신은 육체적 고통보다도 정신적인 고통이 커지게 마련이다. 또한, 생명에 직접적인 위험이 없기 때문에 장기간 계속해서 의료기관을 드나들며 치료를 받는다는 것은 시간적으로나 경제적으로 어려운 경우가 대부분이다.

　운동기 질환에는 오래전부터 마사지가 보조요법으로 이용되어 왔으나 일시적인 효과에 불과할 뿐 완치가 어려운 게 대부분 환자들의 실태다.

단지 환자 자신이 자율진동법을 지도받아 스스로 자율진동을 계속하는 게 가장 이상적이고 효과적이라 할 수 있을 것이다. 자율진동은 특수한 기구나 약물을 사용하는 것이 아니므로 필자에게 몇 차례만 전문적인 지도를 받으면 그다음부터는 가정에서 날마다 부담 없이 하며 스스로 치료할 수 있다. 자율진동법은 환자 스스로 질환을 치유할 수 있는 장점이 있다.

운동기 질환은 편의상 다음 세 가지로 크게 분류할 수 있다. 척추질환, 관절질환, 근육질환이다. 이밖에 타박, 염좌 등도 있는데 운동기 질환과 신경통을 흔히 혼동하는 일이 있으나 이 항목에 없는 질환은 신경계 질환으로 보는 것이 타당할 것이다.

건강을 유지한답시고 지나친 운동으로 인하여 허리가 아프다든가 발목이 시큰거리는 등 다양한 증세가 나타나는데 바로 이런 질환들을 운동기 질환이라 해도 틀림없을 것이다.

앞에서도 말했듯이 이런 운동기 질환으로 고생하는 환자들은 자율진동법을 터득해 스스로 고통을 치유하라고 권하고 싶다. 이 같은 환자들이 필자에게 많이 찾아와 계속 지도를 받은 끝에 완치된 뒤에는 모두 신기해 했다. 뿐만 아니라 매일같이 가정에서 자율진동을 하게 되면 건강유지에 더할 나위 없다고 자율진동법을 터득한 사람들은 입을 모아 말하고 있다.

근육 질환 치료시기 놓치면 만성화, 자율진동으로 근육 강화

근육에 이상이 생기는 것으로 흔한 것은 근육 류머티즘, 근육 과로, 근육 경련 등을 들 수 있다.

근육 류머티즘은 류머티즘성 관절염과는 병인이 다른 것으로 한랭, 습기, 과로, 내분비 장애에 의한 알레르기성 염증인데 날씨, 정신 상태에 따라 증상이 변화한다. 근육이 뻣뻣해지거나 붓는데 움직이면 아프다. 어깨, 목, 허리, 팔, 다리 근육에 잘 일어난다. 환부를 더운 물수건으로 덮고 자율진동법을 집중적으로 시술하면 효과가 절대적이라고 말할 수 있다.

근육 과로에는 환부에 자율진동만 보내는 게 아니라 정신적 피로를 함께 해소하기 위해 후두부와 목에도 자율진동을 첨가해야 한다.

근육 경련에 가장 흔한 것은 팔에 일어나는 서경과 다리에 일어나는 비장근 경련이다. 팔을 굽혔을 때 생기는 주름 끝 부분인 곡지曲池에서 시작하여 수삼리(手三里, 집게손가락 쪽을 향해 세 손가락 되는 근육 사이)로 자율진동을 보낸다.

다리에 흔히 쥐가 일어난다고 할 때는 하퇴부 종아리 근육이 갑자기 수축하여 강직성 경련을 일으키는 것으로 비장근의 과로나 내장장애에서 기인하는 하퇴장애와 좌골신경장애가 있다. 이럴 때 우선 무릎 밑의 삼리三里와 합양合陽을 세게 누르고 발가락 끝을 밑으로 눌러 발을 한껏 젖힌다. 다음에 승산承山, 부양附揚과 함께 비장근에 천천히 자율진동을 보내면서 무릎과 발목을 구부렸다 폈다 하면 금세 아픔이 풀어진다.

그러나 이 같은 근육질환을 소홀히 생각하고 치료를 멀리하면 만성적으로 툭하면 견디기 힘든 각종 근육질환이 생겨서 고통을 받게 된다. 하지만 필자가 지도해주는 자율진동을 배워 수시로 하게 되면 건강한 근육을 보존할 수 있다.

편안한 일상을 방해하는 질병들

신경성 두통

부정맥

건망증

정신 안정

악성 피부병

기관지염

|사례| · 권승렬 위원장

신경성 두통 지끈지끈했던 머리가 시원해진다

두통은 여러 가지 질병의 증세로서 나타나는 것이므로 그 원인이 되는 질병부터 발견하여 제거해야 한다.

두통의 원인이 되는 것으로는 뇌 자체의 질환(뇌막염, 뇌종창, 뇌동맥경화) 또는 뇌순환 불량(심신 과로, 불면, 뇌충혈, 뇌빈혈, 눈의 피로), 신경 반사(신경통, 각종 내장 질환, 눈·귀·코의 질환 및 치과 질환), 감기노독증, 전염병에 의한 발열 등을 들 수 있다.

그러나 원인이 분명치 않은 것으로 이른바 습관성 두통이 있다. 여성에게 흔한 일종의 신경성으로 항상 머리가 아프거나 무겁다. 이는 흥분, 과로, 불면 등이 원인이 된다고 추측되며, 기후가 변화할 때 특히 잘 일어난다.

질환이 원인이 되는 두통이나 또는 원인이 분명치 않은 두통에도 자율진동은 손쉽고 효과적인 치료법이다. 함부로 두통약을 복용하여 위장 장애를 일으키기보다는 부작용이 없는 자율진동으로 해소시키는 편이 훨씬 현명한 방법이라 하겠다. 흔히들 두통이 생기면 약을 통해 일시적인 효과를 보고 있지만 이른바 신경성 두통만은 별로 효과를 보지 못한다.

심한 두통에 걸려보지 못한 사람은 이해할 수 없을 정도로 두통은 골치가 아픈 질환. 심할 경우 머리가 마치 천근이나 되는 듯 무겁고 눈이 빠지는 것 같은 고통에 시달린다. 이런 경우는 앞서 말했듯이 두통의 원인을 스스로 탐색한 끝에 자율진동법을 사용하면 쉽게 낫게 된다.

물론 두통의 원인이 뇌막염, 뇌종창, 뇌동맥경화 등 뇌에 결정적인 질병인 경우 100% 낫는다고는 할 수 없지만, 이 밖의 원인으로 인한 두통은 절대적인 효과를 볼 수 있다.

두통으로 고생하던 환자들이 필자를 찾아와 자율진동법을 배운 뒤 머리가 맑아졌다는 사람들이 한 두사람이 아니다. 그 실례로 서울 봉천동에 사는 K씨(36세)는 1년 전부터 머리가 아프기 시작해 온갖 치료를 했으나 별 효과가 없자 필자를 찾아와 자율진동을 배웠더니 머리가 깨끗이 나았다며 즐거워했다.

부정맥 호흡이 안정되고 합병증까지 치유

어느 날, 인천에 사는 전도사 부부가 협회를 찾아왔다. 그 전도사는 교통사고와 계속된 사업실패로 인해 부정맥, 허리 디스크, 관절염 등 온갖 병을 한몸에 얻게 된 사람이었다.

그는 자신의 병을 알기 위해 온갖 서적을 독파하여 스스로 대체 의학 전문가가 되다시피 한 사람으로 필자의 저서를 읽고 난 후 그 길로 필자를 찾아온 것이었다.

"저는 전국의 유명하다는 대체 의학을 두루 섭렵하였습니다. 그러나 총재님의 저서를 읽고는 바로 이것이다, 자율진동이야말로 대체 의학의 결정판이라는 확신이 들더군요. 그렇습니다. 자율진동이야말로 대체 의학의 시작이요, 끝이라고 생각합니다. 총재님이 허락만 하신다면 앞으로 기꺼이 자율진동의 전도사가 되겠습니다."

전도사의 간청이 하도 진지하여 필자는 그의 부탁을 받아들였고 전도사 부부는 함께 자율진동 수련을 시작하였다. 그런데 이게 웬일? 하루 만에 놀라운 효과가 나타나기 시작했다. 30여 년 전 교통사고로 무릎이 깨져 생긴 관절염과 부정맥, 허리디스크 부위에 강한 진동이 나타나며 효과를 보이기 시작한 것이다. 특히 조금만 걸어도 마치 오뉴월 개처럼 헐떡이던 부정맥 증상이 확실한 호전 기미를 보였다. 호흡이 안정된 것이다.

평소 우울증에 시달려 말수도 없던 부인도 쾌활한 성격을 되찾아 거의 1년 이상 별거 아닌 별거를 해오던 부부관계를 회복했다. 그리하여 두 사람은 신혼 같은 생활을 만끽하게 되었다.

부천의 K여사는 비만증과 함께 우울증에 시달려왔다. 그러나 전도사 부부의 소개로 자율진동을 시작한 후 성격이 긍정적으로 변화되고 체중이 일주일 만에 2~3kg 이상 감소되는 효과를 경험했다.

더욱 놀라운 사실은 유두에서 진물과 노폐물 등 독소가 빠져나와 몸과 마음이 가벼워지고 오랫동안 앓아온 정신적 우울증에서 완전히 해방된 것이다.

H여사는 여러 아이를 출산한 후 부부관계가 나아질까 하여 질 축소 수술을 받았다가 오히려 부작용으로 시력이 현저히 악화하고 자궁협착이라는 병을 얻게 되어 필자를 찾아왔다.

애써 한 노력은 물거품이 되고 부부 사이는 도리어 악화한 상태였다.

그러나 자율진동을 시작하자 눈에 붙어 있던 하얀 막이 벗겨져 나가면서 단숨에 시력이 회복됐다. 자궁이 정상으로 돌아온 건 물론이다. 그녀는 눈에 붙어 있다 벗겨진 막을 가져다 필자에게 보여주기까지 했다.

또 놀라운 것은 남편과 함께 자율진동을 한 후, 참으로 오랜만에 부부관계를 가졌는데 남편은 30년 만에 이런 경험은 처음이라며 흥분을 감추지 못했다는 것이다. 자율진동 수련 후 이들 부부는 50대 후반의 장년이 아니라 마치 30대 후반의 열정적인 부부처럼 금실이 좋아졌다고 한다.

광주의 모 대학병원에서 근무하는 J씨는 스스로 대체 의학의 전문가를 자처하는 사람으로 자율진동 한 시간 만에 부정맥, 허리디스크, 눈, 관절 등이 호전되었고, 특히 눈이 좋아져 며칠 사이에 안경을 벗어버렸다. 그녀는 자율진동 지부를 직접 설립해 운영하겠다고 투지를 불태우고 있다.

허리 통증 때문에 상습적으로 근육주사를 맞아야 했던 L회장도 자율진동 하루 만에 모든 병이 호전되었다며 앞으로 자율진동법을 국내는 물론 일본 등에 전파하는 데 적극적으로 앞장서겠다고 선언했다.

건망증 깜박깜박했던 정신이 선명해지다

　협회에는 신부님, 수녀님, 목사님, 스님 등 많은 성직자들이 찾아온다. 사람들은 보통 성직자들은 일반인보다 건강할 거라고 생각한다. 그러나 실제는 그렇지 않다. 그들이 받는 업무 스트레스가 생각보다 과중할 뿐더러 일반인들로부터 특별한 사람들로 인정되며 받는 시선은 그들만이 느끼는 커다란 고통이기 때문이다.

　필자에게는 기억에 남는 수녀님이 한 분 계시다. 수녀원의 원장님은 그 수녀님을 이렇게 소개했다.

　"나를 찾았던 성직자들 가운데 특히 기억이 나는 분은 K수녀님이에요. 수녀님은 아주 자상한 얼굴에 고귀한 인품을 지닌 분이었지만 남에게 말 못할 고민이 하나 있었지요. 그것은 심한 건망증이었어요. 얼마나 건망증이 심했던지 양말을 벗어놓고는 그것을 찾으려고 일주일 내내 헤매기 일쑤였고 또 함께 생활하는 수녀님들을 의심하여 종종 다투기까지 했어요. 건망증 때문에 공동체 생활에 차질이 빚어져 성직의 길을 포기하려고 마음먹을 정도였다더군요. 그래서 까마귀 수녀님이라는 별칭도 얻었지요."

괴로움에 쌓여 있던 까마귀 수녀님은 우연히 서점에서 필자의 책을 접한 후 공감되는 바가 있어서 필자를 찾아왔다. 그러나 일반적인 불치·난치병이 치유되는 것은 숱하게 보아왔으나 건망증의 경우는 정신적인 측면이 강해 어떤 효과가 나올지 필자로서도 반신반의였다. 그러나 반드시 치유될 수 있다는 믿음으로 임하면 좋은 결과가 있을 것이라 확신하고 수녀님에게 확신에 대한 의지를 가지라고 권한 후 치료에 들어갔다.

1회 자율진동 수련에 들어가자 수녀님은 전신 진동과 더불어 머리를 심하게 흔들었고 그러면서 무슨 기도문 같은 것을 열심히 읊조렸다. 이 체험에 대해 수녀님은 체험 소감 발표 자리에서 이렇게 표현했다.

"머리털이 쭈뼛 서는 듯하더니 머릿속이 시원해지고… 마치 머릿속에 물파스를 뿌린 듯한 느낌이 들었어요. 그러면서 뭔가 할 수 있다는 자신감과 함께 나의 건망증은 반드시 치유될 거라는 확신을 갖게 되었지요."

자율진동 수련 이후 수녀님은 홀로 자율진동에 임했고 그 결과 물건을 찾거나 기억을 해내는 데 일주일씩 걸리던 시간을 10분으로 단축시켰다. 그리고 15일 후, 다시 2단계 수련을 위해 수련원을 찾았을 때는 밝고 뽀얗게 핀 얼굴에 화사한 미소를 지으며 이렇게 말했다.

　"주님의 은총으로 부끄러운 제 건망증이 완치되었습니다. 앞으로 더욱 열심히 수도의 길을 가겠습니다."

　나중에 알게 된 이야기이지만 까마귀 수녀님은 윗분으로부터 물건을 제자리에 두지 않는다는 꾸중을 심하게 들은 후 건망증에 시달리게 되었다고 한다. 나중에는 그분의 목소리만 들어도 심한 두통에 시달리게 되었고 그럴수록 건망증은 더욱 깊어만 갔다는 것이다. 인간에게 가장 나쁜 것은 남을 향한 미움과 원망, 두려움이나 공포심, 죄책감, 근심 등이다. 이러한 부정적 요소가 복합적으로 쌓일 때 육체는 병이 들고 만다.

　까마귀 수녀님은 이제 더 이상 까마귀 수녀님이 아니며 현재 자신보다는 남을 위한 일에 정성을 쏟고 있다. 자율진동을 통해 마음속의 부정적인 요소를 제거하니 급속히 병이 나은 것이다.

정신 안정 이유 없는 자기불신과 스트레스 사라져…

신묘한 자율진동법을 통해 할머니, 어머니, 손녀 등 일가족 3대가 새로 태어난 경이적인 사례 하나를 소개하고자 한다.

18세 고등학생인 그 집안의 손녀는 중학교 2학년 때 사춘기를 경험하면서 학교도 중단하고 괜히 아버지, 어머니, 할머니, 동생 등 가족을 미워하는 정신적 방황을 하던 문제아였다. 그녀는 고등학교 2학년이 될 무렵부터 자기 얼굴에 극도의 불만을 품고, 어머니를 졸라 전국의 성형외과를 누비기 시작했다.

그러나 가는 병원마다 그만하면 예쁜 얼굴이라며 충고를 해주었다. 그래도 그녀는 광대뼈가 많이 나왔다고 얼굴을 쥐어뜯는 등 울고불고 난리를 쳤고 급기야는 자학 증세까지 보였다.

그러다 마침 그 여학생의 고모가 우연히 호주에서 열린 자율진동 세미나에 참여했다가 필자에게 자기 조카 이야기를 털어

놓으며 조언을 구했고, 필자는 조카를 데려오라고 말했다.

고모는 조카에게 얼굴을 예쁘게 만들어줄 유일한 성형외과가 있다며 필자에게 데려왔고, 필자는 '광대뼈가 튀어나온 게 불만이면 쏙 들어가게 해주겠다'고 설득한 뒤 자율진동을 유도하기 시작했다.

그녀는 자율진동을 시작하자마자 강렬한 진동을 일으키며 울음을 터뜨리더니 급기야 자기의 얼굴을 손으로 마구 쳤다. 진동이 끝나고 그녀는 '자기 얼굴이 진짜 예뻐진 것 같다'며 환한 웃음을 지었다. 문제는 정작 마음에 있었던 것이다. 그 후 일주일 정도 자율진동을 계속했고 성격까지 치유하여 자신감을 되찾고 그렇게 나가기 싫어하던 학교도 열심히 다니기 시작했다.

그녀는 매우 한 번씩 자율진동 세미나에 참가하고 있으며 그렇게 미워하던 가족들에 대한 사랑을 회복하였으며 학교성적도 크게 향상되어 두 달 만에 반에서 1등, 3개월 후에는 전교 수석의 영광을 차지하였다.

그녀는 자율진동을 하며 울고불고 소리를 지르는 등 가슴 속에 쌓였던 정신적 불만의 응어리를 토해내면서 스트레스를 해소하였고, 모든 사람들을 향해 감사를 연발하며 심지어는 감격에 겨운 나머지 큰 소리로 애국가를 부르기도 하였다.

자율진동 한 달 만에 그녀는 완전히 새 사람으로 다시 태어났고 가족들도 안정과 평화를 되찾았다.

필자가 '자율진동'이라는 이론과 실기를 터득할 수 있었던 것도 모두 '자신의 병은 자신이 고칠 수 있다'는 자신감과 확신에서부터 비롯된 것이었다. 육십을 바라보는 지금도 필자는 환자를 치료하는 것뿐만 아니라 활발한 사회봉사 활동을 하고 있다. 나를 필요로 하거나 나로 인해 활기와 즐거움을 얻고자 하는 사람들이 있다면 어디든지 달려갈 태세로 말이다.

자율진동은 순수하고 고결한 영혼과의 커뮤니케이션 없이는 결코 도달할 수 없는 신비의 세계다. 그것은 인간의 오욕칠정五慾七情에서 해방되어 사물에 대한 신념의 확립과 정신통일의 경지에 올라 대뇌의 신피질을 안정시키고 고피질의 잠재의식을 일깨워 뇌간의 초능력을 부활시키는 과정이기 때문이다.

자율진동은, 진동과 파동이라는 물리학의 과학적 이론에 근거한 대체 의학이요, 만유의 원리이며 자연치유학의 진수라 할 수 있겠다.

악성 피부병 3일 만에 깨끗한 몸으로 다시 태어난 사람

사람이라면 누구나 이런 의문을 한 번쯤 가져보았을 것이다. '인간이 신체의 병을 스스로 치유할 수 있는 한계는 어디까지일까?'하는 궁금증 말이다. 그런 사람들에게 필자는 이런 말을 해주고 싶다.

'자신의 믿음대로 이뤄진다는 마음으로 자율진동 수련에 임한다면 어떤 병이라도 치료가 가능하다'

지난 30여 년의 세월 동안 자율진동법은 불치병과 난치병, 이름조차 들어보지 못한 희귀병들을 말끔히 물리치는 데 기여했다. 그것을 통해 건강한 생활을 되찾은 회원들도 수없이 많을 뿐 아니라 그런 이들이 있어 협회에 대한 사람들의 신뢰는 더욱 굳게 쌓여가고 있다.

그 수많은 회원들 중, 미국으로 이민을 가서 수십 년간 수산

물 공판장을 경영해오던 K씨 경우는 매우 특이하다. 그는 멀쩡해 보이는 겉모습과는 달리 속앓이를 하고 있었다. 미국에서 남부럽지 않을 정도의 부를 축적하고 여유 있는 생활을 하던 그도 남에게 말 못할 사연을 간직하고 있었으니 그것은 옷 속에 숨어 실체를 드러내지 않은 채 그를 괴롭혀오던 악성 피부병이라는 존재였다.

안마, 마사지, 목욕, 사우나, 성관계 등 타인과의 피부 접촉이 있는 그 어떤 일도 해서는 안 된다는 의사의 지시에 따라 이를 악물고 살았다. 그러면서 그 10여 년의 세월 동안, 그는 미국과 유럽 등지에서 유명하다는 병원과 의사를 다 만나 보았고 좋다는 약은 다 써보았다. 그러나 고질적인 피부병은 떠날 기미조차 보이지 않았다. 할 수 없이 남몰래 자신만의 금기사항을 지키며 살아가던 그가 정신이 번쩍 나는 소식을 접한 건 언론에서 자율진동법에 대한 기사를 읽고 나서였다. 우연한 기회에 자율진동법에 관한 기사를 읽은 그는 서둘러 비행기를 타고 필자를 찾아와 웃옷을 벗고 자신의 피부를 보여주었다. 필자는 너무나 놀랐다.

옷으로 가려졌던 곳은 온통 붉은색 열꽃이 피어 있었는데, 놀랍기도 했지만 한편으로는 전염병이 아닐까 싶어 겁이 날 정도로 심각한 상태였던 것이다. 하지만 '암도 고치고 성병도 고치는 자율진동으로 이까짓 피부병쯤이야' 하는 생각이 들었다. 그래서 자신만만한 태도로 그에게 당장 자율진동 수련을 권유하고 앉은 자리에서 바로 지도에 들어갔다.

첫 번째 수련이 시작되자 그는 앉은 자리에서 매우 빠르게 전신을 흔들어대기 시작했는데 시간이 흐를수록 그의 등에 가득 차 있던 붉은 열꽃들이 희미해지더니 점점 사라지는 것이 육안으로 보일 정도였다. 그렇게 1차 수련을 마친 후 그의 환부를 보니 자율진동 수련 전보다 피부의 붉은 열꽃이 80% 정도는 줄어들어 있었다. 피부병 환자와 자율진동 수련에 임한 것이 처음이었던 터라 반신반의로 시작했다가 환자가 기대 이상의 호전을 보이자 필자 자신도 너무나 놀랐다. 그러면서 앞으로 2~3회 정도의 수련이면 완치되겠다는 확신을 가지게 되었다.

예상대로 두 번째 수련에서는 90%까지 피부병변이 사라지고 세 번째에서는 붉은 열꽃이라곤 어디 하나 찾아볼 수 없을 정도로 깨끗한 정상 피부로 돌아왔다. 10년을 하루같이 그를 괴롭혀오던 피부병이 단 세 차례 만에 씻은 듯이 나은 것이다.

세 번째 수련 이후 그는 함께 수련 중이던 사람들 앞에서 웃옷을 벗고는 이렇게 말했다.

"10여 년을 괴롭혀오던 악성 피부병이 단 3일 만에 내 몸에서 완전히 사라졌습니다. 이것은 기적입니다."

그는 거듭 찬탄하며 미국으로 돌아갔다. 물론 자율진동법을 배워서 말이다. 그 후 그는 미국에서 불치·난치병 환자들에게 자율진동 수련을 지도하며 자율진동을 전파하는 데 동참하고 있다. 그에게 나타났던 기적이 더 많은 사람들에게 나타나기를 바라며 말이다.

기관지염 잦은 기침과 푸른 객담이 한 달 만에 씻은 듯이…

인간이 살아있다는 생명 현상을 단적으로 설명할 수 있는 것은 바로 숨 쉬고 있다는 것이리라. 이 숨 쉬는 현상이 멈추어질 때 우리는 그것을 죽음이라고 말한다. 그러기에 호흡을 한다는 것은 바로 생명 그 자체를 말한다.

이 호흡을 통해 이루어지는 역할은 단적으로 환기와 가스교환, 즉 인체 내에 생성된 탄산가스를 배출하고 신선한 산소를 받아들이는 작용이라고 말할 수 있다. 이 호흡계에도 작거나 큰 질병이 많이 있겠지만, 대개는 상당한 고통을 수반한다.

작은 봉제공장 사장인 P씨(53세)는 중소의류 메이커의 하청을 받아 납품하는 일을 천직으로 알고 살아왔다.

하지만 일의 성격상 좌절과 재기를 몇 번이나 거듭하며 겨우 기업의 명맥을 유지한 채 20여 명의 직원들과 함께 열심히 살고 있는 우직한 기술자 출신이었다. 일에 대해 잔꾀를 모르고 과묵한 반면 어떠한 취미나 여가도 즐길 줄 모르는 타고난 성품이었다. 오직 즐기는 것은 하루 두 갑 정도의 담배뿐. 한 줌이라도 옆으로 샐까봐 깊숙이 들이마시는 연기. 일단 불을 붙이면 꽁초가 될 때까지 끝까지 피우는 그의 흡연 습관은 봉제 공장의 혼탁한 먼지와 함께 알게 모르게 큰 병을 키워 왔던 것이다.

평소 흔히 있던 밭은 기침과 함께 푸른 객담이 나오는 것은 담배를 많이 피우면 다 그렇지 하고 넘겼었다. 하지만 자다가도 터져 나오는 기침과 함께 늘어나는 객담은 하루가 다르게 그 증세가 심해졌다. 더군다나 허름한 3층 건물 옥상에 위치한 공장까지 몇 번씩 쉬지 않고는 오를 수 없을 만큼 숨이 차고 호흡이 거칠어지면서 서서히 자신을 향해 다가오는 중병의 불안을 떨칠 수가 없었다.

만성기관지염으로 진단된 그의 병은 치료를 받자 호전되는가 싶더니, 편안히 요양할 수 없는 처지였기에 다시 악화하면서 점점 그 병색은 깊어만 갔다.

전화를 통해 필자를 찾은 그는 3분 정도의 통화중에도 자주 기침을 해대며 가쁜 숨을 몰아쉬었다. 며칠 후 필자와 마주한 그는 신묘한 자율진동법을 통해 병을 다스릴 수 있었다. 열흘 안에 그를 그러게 괴롭혀 왔던 기침증상이 사라졌음은 물론 쏟아지듯 나오던 객담도 멈추었다. 무엇보다 큰 효과는 그렇게까지 끊을 수 없다던 담배를 고통 없이 끊을 수 있었다는 사실이다. 한 달 후 완쾌된 그가 새 삶을 찾았음은 물론이다.

권 승 렬

(한 동티모르 경제협력위원회 위원장)

2010년 10월 4일 한국에서 갑자기 쓰러져 사경을 헤매던 미국인 경제학자를 떠맡게 되었다.

누구 하나 돌볼 사람이 없었다. 미국대사관과 수십 차례 통화를 하였지만 돌아오는 대답은 항공료 일부를 지원할 수 있고 이마저 본인의 명시적인 의사표시가 있어야 한다고 했다. 그는 의사표시마저 제대로 할 수 없었다. 그가 우리 사무실 인근에서 쓰러져 119로 실려갔고 엉겁결에 택시를 타고 영동세브란스병원까지 따라 갔다. 서울의 두 곳의 대학병원에서 정밀진단한 결과 폐암이 뇌로 전이한 형태로 뇌종양 말기라 판정을 받았다.

사경을 헤매도 해외라 보호자의 동의도 받을 수 없어 수술도 못하고 미국에 가고 싶어도 의식불명의 상태라 비행기를 탑승할 수도 없었다. 응급조치 외에 별다른 치료도 받지 못하고 대학병원응급실, 한방병원, 요양원을 전전하였다. 미 8군에서 군

용기로 이송하겠다고도 하였으나 비행기 탑승에 필요한 의사의 동의를 받을 수 없어 진퇴양난에서 몇 개월을 고통스럽게 보냈다. 마지막에는 영등포 요양병원으로 실려가 죽음을 기다리게 되었다. 그의 생명뿐 아니라 내 생활도 엉망이 되어 갔다.

이런 와중에 우연하게 윤청 총재를 만나게 되었다.

우연히 선배 집을 방문한 윤청 총재님으로부터 《자율진동에 의한 장뇌혁명》이란 책을 한 권 받았다. 당시 내가 찾고 있던 화두이기도 했다.

목마른 사슴이 물을 찾듯이 책을 읽고 반신반의하며 일주일간 윤청 총재를 따라다녔다. 마침 청계산 부근을 오시는 길에 전화를 주셔서 점심식사를 같이하며 조심스럽게 Dr.Euzine에 대하여 말씀드렸다.

총재님께서 흔쾌히 병원을 방문해주셨다. Euzine은 눈의 초점을 잃었고, 말도 할 수 없었고, 양다리는 마비되어 몸을 가눌 수 없는 상황이었다.

윤 총재께서 한 시간가량 숨골을 비롯한 몇 군데 급소를 지압하고 그의 혀를 몇 차례 잡아 빼며 맛사지를 하자 Euzine이 눈을 뜨고 눈의 초점이 바로잡히고 말을 따라서 할 수 있게 되었다. 중심을 잃은 다리의 급소를 몇차례 지압하자 다리에도 큰 변화가 왔다.

윤 총재께서는 뇌종양이 폐로 전이될 수 있어도 폐암이 뇌종양으로 전이될 수 없다는 독특한 견해를 제시하였다. 이후 2차례 더 병원을 방문해서 그를 돌보았다.

의식을 회복해서 지갑 등 소지품을 찾을 정도로 병세가 호전되었다. 며칠 뒤 휠체어에 태워서 미국을 방문하는 사업가를 연결하여 LA로 돌려보냈다. 미국에서 수술이 잘되어 회복 중에 있다는 소식을 동생으로부터 전해 들었다.

단 2회 방문하여 몇 차례 손길로 꺼져 가는 생명이 소생하는 것을 보며 총재님은 인체의 비밀을 알고 있는 분으로 막연히 이해하게 되었다.

Euzine이 미국에 도착했다는 연락을 받고 며칠 후 감사 인사차 댁을 방문하여 자연스럽게 자율진동을 접하게 되었다. Euzine으로 인해 깊은 신뢰가 생겨서 그런지 첫날부터 부분진동과 복부진동을 하게 되었다.

총재님의 지방방문에도 몇차례 동행하여 정신질환자, 말기 암 환자 등 난치병 환자들이 단체로 자율진동을 하며 무아의 상태에서 오묘한 기쁨을 발산하는 것을 목격하게 되었다.

치유담도 수차례 들었으나 그것이 어떻게 치유로 연결되는지 메커니즘을 아직도 잘 알지 못한다. 지금은 시간이 날 때마다 짧게 부분진동을 하며 가끔 뇌진동을 하곤 한다. 하고 나면 몸과 마음이 날아갈 듯하다. 자율진동에 우리가 모르는 신비한 비밀이 있다는 것을 경험한 것이다.

지금도 이 비밀을 알아가는 중에 있다. 자율진동의 비밀을 여러분도 알기를 원하며 그것이 여러분에게도 기회가 되기를 바란다. 자율진동에 대한 총재님의 책을 강추한다.

[자율진동으로 완치에 이른 사진 자료]

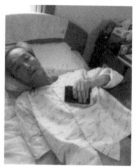

의식회복 직후

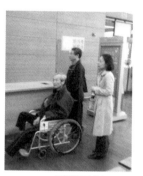

인천공항

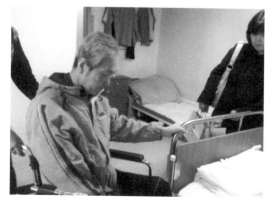

출국하기 위해 병상을 나서는 모습

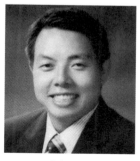

권승렬 위원장

제6장

윤청의 신화

'자율진동기공'으로 난치병 치료
─디스크, 뇌성마비, 위암, 간경화, 중풍환자 등 거뜬히 치유

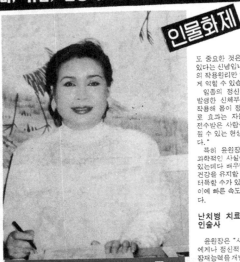

인물화제

며 자율진동요법을 통해 많은 되어주고 있다. 이처럼 '자율진 운동 치료법을 개발해 사람들에 원장의 여정(餘精)을 담아본다.

특

장
치
화

특
혜
는
씨

진
장
시
료
서

는
쉽
만
는

크
환
인

'윤청' 원장

기적의 치료술사

도 중요한 것은 병을 고침 있다는 신념입니다. 거기에 의 작용원리만 알면 누구나 게 익힐 수 있습니다.

일종의 정신요법으로 병 발생한 신체부위에 정신력 작용해 몸이 정상화되는 것 로 효과는 자율진동기공법 전수받은 사람들은 누구나 낄 수 있는 현상이기 때문이 다."

특히 윤원장의 자율진동 과학적인 사실에 기초를 두 있는데다 배우면 누구나 건강을 유지할 수 있는 비결 터득할 수가 있어 일반인들 이에 빠른 속도로 전파되고 다.

난치병 치료하는 사림 인술사

윤원장은 "사람에게는 누 에게나 정신적인 작용을 할 잠재능력을 개발해 자율진동 법의 회리를 이용하면 3~

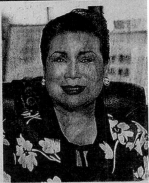

제118호) 1997년 8월 12일 화요일   **스포츠연예신문**

기적의 자율진동요법

자

윤진동요법이라는 독창적 인 자가건강치료법을 개발 30년대 초반여성에 이르는 름을 치료하고 있는 여성이 있다. 대표이름과 개성의 특이성격과 한국자율진동가건강의 회장 씨(58)씨다. 여의 나이에도 불구하고 생기와 름이 넘치는 확하신 같은 여인이

기년에 그녀가 '자율진동에 위한 치험원이라는 책을 (단계출판사가 하며 또한편 센세이션을 일으키고

세계 최초 ♦. 이용한 자율진동으로 불치병 치료
'장뇌혁명'책까지 펴내 건강물품예고

기공이 위축되 신체부분중 가장 약 한 부분이 먼저 병으로 나타나게 된 다는 것.

그러므로 자율진동은 모든 병을 치료할 수 있는 능력을 보유한 자긴 율자율진동으로 최대의 활용이 이 픈 부위를 진동시켜 병을 낫게 한다 는 것이다.

윤희회장이 '자율진동요법을 개발하 게 된 동기는 원장이 아들을 하나가 소아마비로 걸음을 없게 되었을 때 그녀는 각종 종합예의서적과 민간요 법에 관한 책을 독파하면서 수가지않

리울 정도로 진책진동─내장진동─ 부분진동으로 몸부림을 친다.

그 자율진동에 의한 몸부림을 하 면서 위가 나쁜 사람은 토해내고 소 아마비는 일어나서 걸기도 하고 이 연장애인은 정상안의 얼굴이 되는 것.

믿지 못할 얘기같지만 그녀의 치

자율진동에 의한
장뇌혁명
(腸腦)

◇ 자율진동으로 뇌갑을 이용하면 만성질환을 자기치료로 가능하다는 내용의 화제의 책

요법. 카이로프락틱. 심자어 봉무도 무술법에동을 전전하는 과정에서 자 율진동요법을 터득하였다.

그런데 이름은 모든의 헌신으로 이름은 거의 원치에 집을 수 있게 되었다.

회장의 의념(意念)이 상대의 진동을 촉발시킨다는 자기나몸의로 설명될 수 밖에 없다.

윤희장은 「저는 자율진동의 방법 을 지도하는 것이고 가장 중요한 장

아픈 어떤 부위에도 할 수 있다 것이 특징.

그러므로 만성질환이나 간경변 뇌. 관절. 디스크. 조루증. 뇌성마 척추선 수뇌병에 기까지만

◇ 자율진동요법의 대가 윤정회장

【日刊】

中央日報

金曉星 〈洪鳴學會顧問〉

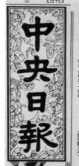

격렬한 진동… 自然치유

환자의 闘病의지따라 효험 큰差異

발작 비슷한 無我境에 빠져 오해도

養生自律振動 奇功會

氣功진동과 人體변화

黃俊相씨

일 요 신 문
The Sunday Times

"자연치유력 끌어내 난치병 치료"

「자율진동법」 개발한 윤청 한국양생학회 회장

인간의 신체에는 이상이 생겼을 때 스스로 정상적인 기능을 회복하려는 자연치유력이 있다. 현대의학에서도 인간의 이 능력을 충분히 인정하고 있지만 특히 동양의학에서는 자연치유력을 끌어내는 것이 곧 의술이라 그 할 정도로 그 기본이 되고 있다.

중국 건강법에서 가장 많이 언급되는 기(氣)라는 것도 곧 인간 신체 내부의 힘을 말하는 것으로 인간의 자연능력을 이끌어내는 것이다. 최근 들어 큰 관심을 끌

불리적인 운동으로 병을 치유하는 것이 이 치료법의 골자다.

자율진동이란 신체의 일부에 힘을 가하는 것이 아니고 스스로 움직이도록 하는 것.

"뇌간과 고피질은 무의식층에 속하지만 인간의 신념으로 대뇌 작용을 통일시키면 그 신념에 복종한다"

다소 황당하다고 반자 모르겠으나 윤씨의 지도에 따라 자율진동을 하는 모습은 쉽게 목격할 수 있다.

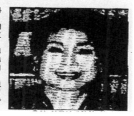

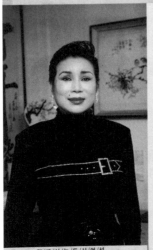

자율진동은 기적의 치료법

〈…장뇌혁명〉 저자 윤청

『자율진동은 자율신경계를 지배하는 뇌간을 작용해 아픈 부위마다 진동을 줌으로써 짧은 시간에 스스로 병을 율진동은 실제로 체득하고 적어본 일 사람들이 응용해 이제는 실용화가 되면서 많은 사람들에게 각인돼 왔다.

30여년 동안 각고의 연구를 거듭해 자율진동의 초석을 다져온 윤원장

소아마비아들 치료계기
전신마비·언어장애 등
눈물겨운 사연 담아내

치유할 수 있는 자정 능력을 길러주는 것이 특징입니다!

기적의 치료술사로 세간의 화제를 모았던 양생학의 권위자 윤청 원장이 오랜 산고의 진동 끝에 난치병을 자율진

『보다 많은 사람들이 골고루 혜택을 받을 수 있도록 세계화된 자율진동을 급해 나갈 계획』이라며 『기존의 기공 요가 대체로 오랜 수련기간을 거쳐 강증진을 꾀하는 반면 자율진동법은

자율진동과기.현대의학이 못고친 난치병 치유

자율진동법으로 자연치유력 끌어내 "내병은 내가 고치자"

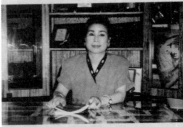

윤 청 회장

대 경영대학원 11기동창회장
대 경영대학원 45회석탑회장
○안생학회회장
○무도우술법회회장

○국제라이온스 316A지구 매봉라이온스 초대회장
○법무부 서울보호관찰소연합회여성총회장

『인간의 삶과 죽음은 모두 하늘의 뜻이라 하나 법없고 고통없는 건강한 삶을 위한 인류의 노력 또한 하늘의 뜻이라 봅니다.

그래서 천하 절색과 미녀가 끝내 늙지 않았다던가. 천년만년을 살고지고를 꿈꾸던 진시황도 그렇게 구하려던 불노초는 커녕 자신의 천수도 채우지 못하고 역사의 웃음거리를 제공했음은 의연한 창조주의 뜻이 바로 있음인가 봅니다.

윤회장은 인간의 삶과 죽음이 바로 하늘의 뜻임을 이렇게 피력한다. 그래서 억만금을 가진 재벌이나 최고의 권력자도 불노장생 못하고 늘 아직 들어보지 못했으니 우리인간이 영원히 늬지못할 벽은 바로 生로病사死의 四苦라고 하였다.

그럼 윤회장이 약물이나 타 기구를 사용하지 않고 자율진동으로 질병을 치유할 수 있는 능력은 어디에서 나온 무슨 힘일까? 위암환자는 복부에 허리디스크는 허리에 유방암이 있는 사람은 자신의 가슴을 집중직으로 치며 자율진동

이나 과학으로도 그 설명되는 부한한 신비의 힘이 있음을 거듭 강조하는 윤나 다른 난치병으로 사형았던 환자가 어느날 갑자탈고 일어나는 그 자현치유그런 신비중의 하나라고 한시간내 전신진동, 병한다는 집념이 우선 중

『자율진동법은 소아마(현 34세, 미국거주)를 고치느라 이것 저것배우게 됐습니다. 결과적을 두고 임상연구를 했다과언은 아닐 것입니다.

물론 아들도 자기병은로 고치겠다는 집념이 강이러한 좋은 결과를 가자들에게 "나도 고칠 수용기와 의지를 심어주게윤회장은 대학재학중이 아들을 낳았던 이들가 불행하게도 첫돌을 넘아미비에 걸렸다. 당시

자율진동과 氣를 이용해 기적이

잠재능력 끌어내 자연치유 유도, 현대인에게 ⬚

⬚사람

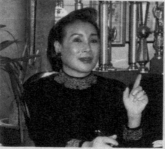

◇자율진동요법 「氣」를 창안한 한국양생협회 윤청원장.

몸엔 과학으로도
없는 신비한 힘이
가랑 암이나 다른
⬚형선고를 받았던
늘날 불쑥 자리를
⬚는 자연 치유력
⬚런 신비종의 하
⬚물가사의한 정신
⬚로 인체의 자연치
⬚동시켜 병을 낮게
「진동氣법이 최근
⬚각광을 받고 있

⬚만물의 영장이며
⬚우주라는 말이 있
⬚는인간이 광대무
⬚력을 발휘할 터전
⬚있음은 물론 전우
⬚⬚ 수 있는 비상한
보유하고 있다는
있다. 그렇기 때
⬚ 누구나 날 때부

단한 원리에서 출발한다.
엄혀온 하반신 불구의 관
절염 환자가 걸어나가고 자
형선고를 받은 환자가 소생
의 기름을 누리는 가하면 위
암, 간경화, 중풍등의 난치병

력을 가동시키기 위해 그 힘
을 잠시 빌려 치료로써 사용
하는 것 뿐이죠.
사람의 정신은 뇌의 신비
질을 통해 자기가 하고 싶은
대로 자신의 몸을 운동시킬 수 있다

인체의 자율치료능력을 가능
케 해주는 자율진동 氣법은
환자 몸의 고장난 어느 부분
에 왕성한 운동을 할 수 있
도록 환자의 신념이 인체를
마음대로 조절하는 일종의
정신작용을 읽이다.
윤원장은 인간의 ⬚과 죽

원원장을 찾아와 자율⬚
법으로 치유한지 이⬚
오른쪽으로 돌아갔던 ⬚
제자리로 돌아왔다고 ⬚
다.
자율진동 氣법으로 ⬚
퇴창은 많은 사람들이 ⬚
를 두고서 「여도사」「⬚

아들 다리 고치려 연⬚
자기병 자기가 고치⬚

음이 모두 하늘의 뜻이라 하
지만 병really로 고통받는 건강
한 삶을 살리는 인류의 노력
또한 하늘의 뜻이라고 강조
한다.
그녀가 거주하고 있는 이
태원의 한국양생학회에서는
수많은 난치병환자들과 자율
진동요법을 배우려는 사람이
몰려들고 있어 항상 문전
성시를 이룬다. 그중에는 갱
년기를 앞두고 젊음을
보내려 찾아오는 정
상인도 많지만 자신의 몸을
주체하지 못할 정도로 심⬚

여인⬚으로 부르기도 ⬚
윤원장은 『나의 능력이 ⬚
고 환자 자신의 투병의 ⬚
건강을 회복한 것이라⬚
명한다.
하지만 그녀가 환자⬚
특별히 해주는 것은 ⬚
일단 환자가 오면 환자⬚
확한 진단을 내린 다음 ⬚

제8호 〈화제〉 일 · 요 · 서 · 울 1994년 7월 3일 (일요일)

화제인물

기(氣) 능력보유자 윤 청 씨

자율진동법으로 "난치병 치료」

한국양생학회 윤청 회장.

취재/문서일 기자

기가 현대 난치병의 치유와
건강유지에 탁월한 효과가 있다
는 연구결과가 계속 나오고 있
는 가운데, 기 수련법이 생활
건강법으로 정착돼 가고 있다.
서울 용산구 한남동에 본사를
두고 있는 사회단체 한국양생자
율진동기공회(전화 02-796-7800)
는 각 개인의 내면에 간직되어
있는 에너지를 이용하는 자율진
동법으로 현대병을 치유하고 있
어 화제다.
이 단체는 한국양생학회 회장
을 맡고 있는 윤청(56세)씨가
이끌고 있으며, 장기적인 세미
나를 통해 자율진동법을 일반인
들에게 가르쳐 주고 있다.
자율진동법은 온몸이나 신체

하며, 이 진동이 계
속되면서 신체의 허
약한 부분이 활성화
되어 질병이 치유되
는 것을 말한다.
윤청 회장은 「이
우주의 만유는 진동으로써 존
재하고」 전제하고 「진동
이라는 행위는 그 자체가 벌써
우주와 구성요인인 우주생성 본
원에 터치되고 있는 민용 진동
의 뇌세포와는 밀접한 관계가
맺어 있다」고 주장한다.
몸의 밸런싱상이 뇌세포에 영
향을 주어 신체 허약부위를 보
유한다는 덧붙인다.
자율진동법은 마음을 모아
몸의 한부분에 꿈틀운동
이 시작될 때 멈추지 않고 계
속에서 꿈틀운동을 진행하는
것. 진동이 계속되면 손으로
봉을 때리거나 잡아서 무릎
높이 이상으로 뛰어오르는 경
로 있고, 누워서 뛰는 기현상
도 일어난다.
윤 회장이 자율지동법을 보

급하기 시작한 것은 올해로 25
년째를 맞고 있으며, 그동안
숱한 기적을 일으켰다고 한다.
그가 경험한 질병의 치유 중에
는 고혈압 · 중풍 · 심장병 · 암
등도 있지만, 심지어는 성병인
매독까지도 낫은 것을 목격했
다는 것.
이 때문에 윤 회장이 보급한
자율진동법은 우리나라뿐만이
아니라 일본 · 미국에까지도 전
파되어 세계인의 건강증진에 기
여하고 있다.
윤 회장은 아들이 3세 때 소
아마비에 걸려 큰병원에서 수술
까지 했으나 걷지를 못했으나
한다. 그 이후 자연적인 방법

서, 「자율진동법은 정신으로 육
체의 질병을 고치는 한 수단임
」이라고 덧붙였다.

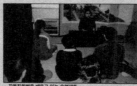
자율진동법을 배우고 있는 수련생들.

다. 자율진동법을 익히면 ⬚
력이 낮은 사람이나 불⬚
성불도 치유할 수 있다⬚

고혈압 · 중풍 · 심장병 · 암 · 매독까지 완⬚
일반인에 보급 25년째…일본 · 미국까지 전⬚

으로 치유하는 길을 찾다가 자
율진동법을 개발, 소아마비 아들
의 병을 고쳤다. 그는 「모든 병
은 정신에서 온다」고 강조하며

윤 회장은 기가 강한 사람을
로 정평이 나 있다. 일본의 유
명한 기 보유자인 나카가와보다
강한 기를 내뿜는 사람이라고

하는 윤 회장은 강한 ⬚
로서 최근 불고 있는 ⬚
속에서 각광을 받고 있⬚
려져 화제이다.

자율진동으로 기적을일으키는 尹淸

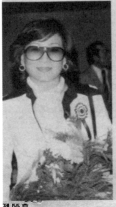

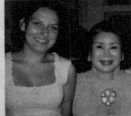

자율진동으로 캐나다까지 진출한 윤 청(가운데) 회장

서울 장안의 화제로 관심집중
무의식 상태에 빠져 온갖 동작 유발

제 55 호 　　　[세종문화회관(가)금 연가] 　　　월 요 신 문

기적의손 현대의학도 못고치는 난치병…

한국양생학회 윤청회장

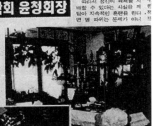

◇자율진동법을 직접 체험하
는(左)과 자율진동법에 대해
회장(上).

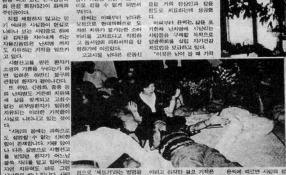

장안화제 몰
자기건강

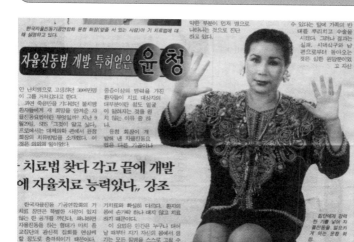

한국자율진동기공연합회 윤청(앞에 서 있는 사람)이 이 치료법에 대해 설명하고 있다.

자율진동법 개발 특허얻은 윤청

"치료법 찾다 각고 끝에 개발에 자율치료 능력있다" 강조

자율진동 실행하면 스스로치유

"모든 불치병은 자율진동기공으로"
디스크, 뇌성마비, 위암, 간경화환자 완전치료
한국양생학회 윤청 회장

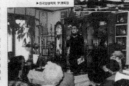

자율진동 氣法으로 불치, 난치병 치료
─한국양생학회 尹淸 회장─

시티타임즈

1월 2일 수요일

자율진동법
기적인가? 인술인가?

한국양생학회장

수 있다는 것이 윤청 회장의 주장이다.

실지로 이곳 양생학회에 몸담고 있는 사람들은 나이보다 훨씬 젊어보인다. 담임 세미나에서 만난 한 60대 아주머니는 40대에 채 안되어 보이는 젊음을 가지고 있어 주위 사람들을 놀라게 했다.

윤씨로, 20여년 이상을 자율진동법 보급에 힘쓰고 있는 윤청씨는 그동안 이곳 양생학회를 거쳐간 사람들의 수를 헤아릴 수도 없다고 한다. 사형선고를 받았던

기게 진동이 온다고 생... 좀 더 세게, 좀 더 세...

21일 한국양생학회(회... 문의 730~5633)세미... 자율진동을 체험하려... 이 몰리고 있었다. ...법, 현대의학으로는 ...할 수 없다는 암, 소아...종 불치의 병을 약물... 지 '자율진동'을 통해... 적적 사실들이 사례에... 서 입으로 전해지면서

병은 모두 마음의 병이라는 것, 즉 암이라는 진단을 받게되면 암은 당연히 죽는다'는 기존 관념의 벽이 너무 두렵기 때문에 그 관념의 벽을 넘지 못하고 결국 서서히 죽음을 맞이하는 자세로 스스로가 몸과 마음을 만들어간다는 것이다. 그렇기 때문에 이러한 상식에 얽매이는 병원의 모든 치료행위는 환자에게 아무런 도움을 주지 못하는 것이라는 윤씨는 헤낼 수 있다. 나는 안죽는다'는 강한 신념만이 그러한 관념의 벽을

체육계, 언론계 등 이름만 대면 금방 알 수 있는 유명인사들도 상당히 많다. 그러나 이들은 건강한 삶을 유지하고 있다는 사실을 밝히는데에 매우 인색하다는 것이 윤씨의 설명이다. 그러나 윤씨는 실지로 자율진동법을 직접 체험하지 않은 사람이 이같은 경험을 볼 때는 미친사람이 아니... 를 두고 의아해

즉 인체를 이용... 환자 몸의 고장난... 왕성한 운동을 할... 자의 신념이 인체... 질하는 일종의 정신... 볼 수 있다.

윤씨의 이같은 지... 허 건강을 되찾은... 그녀의 기는 이 ... 을 두고 의아해

'헤낼수 있다. 나는 안죽는다'는 강...
있으면 암, 소아마비등 각종 ...
기적적으로 고칠...

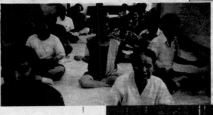

지난달 21일 한국 양생학회 세미나실에는 자율진동을 체험하려는 수많은 환자들이 문전성시를 이루었다.

자 여도사 등 각... 용하고 있지만 정... 수식어들을 거부한... 녀자신도 누구보다... 자 임은 부인하지... 초능력으로 유명... 술가들을 휘고 시... 는 등 무한한 힘을... 몇바나 세다는 것이... 들의 공통된 의견으... 기모서는 세계에...

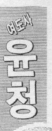
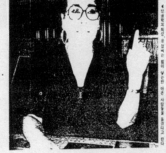

여도사
윤청

면 수많은 환자들과 가족들입에선 탄성이 터져 나온다. 거짓말같은 4차원 세계의 기적을 '자율진동법'으로 일으키는 양생학회 회장 윤청씨(50)를 만나봤다.

금세, 개그맨 남보원, 영화배우 박은정씨등 이후 헤아리기 어렵다고 한다.

최근들어서는 D그룹 회장 부인 B씨가 말면근육병이로 춘서를 찾아오고 입다며이 자율진동법으로

자율진동법은 날게 배...
다.

... 들문 K대 ...
후에 쌍둥이 마음을
...금은 한 아이가 몸짱스...
...아버지에게가 심해 정상...
...분 말한다.
...그래서 그녀는 친구들...
...음을 알게 동력아는 이...
...었고 말씨 유명인사라는...
...동아난다고 한다. 그녀...
...이가 7세로던 때 수술...
...경상으로 볼 수 있다는...
...종 우울대하에 휴리로...
...더욱 악화된 결과를 초...
다.

...그로 인해 남편과 시...
...부터 심한 질타와 이혼...
...만생되어 결국에는 병...
...에 대들기는 신세가 되...

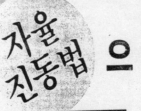

자율진동법

으로 만병통치

탁구선수 유남규, 개그맨 남보원, D그룹회장부인등

커버 스토리

기공 치료사 윤청씨

"환자의 환부 자율 진동 난치병 치료"

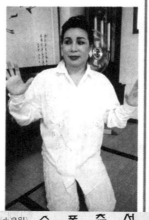

기공치료사 윤청씨(53·한국 양생학 회장)는 직접 체험하지 않고는 믿기 어려운 초능력적인 '자율진동법'으로 난치병을 치료하는 것으로 알려져 있다.

기공치료가 대체로 오랜 수련기간을 거쳐 건강증진을 꾀하는 것과는 달리 윤씨의 자율진동법은 불과 1~2시간 만에 그

데2087호   1992년 3월 24일 (火요일)   스포츠서울

"난치병원인 뇌간기능 퇴화때문"

자율진동치료법 '각광'

'자율진동법'이라는 독창적인 자가건강 치료법을 개발해 22년째 보급운동을 펴고 있는 사람이 있다. 한국양생학회 운동회장(51)은 사람이라면 누구에게나 잠재해 있는 초능력을 스스로 발휘하도록 해 소아마비 디스크 각종 기능마비 등 난치병에 효험을 주는 신비의 인물이다. 윤씨가 이 건강법을 통해 치료해준 사람만도 2만여명에 이르며 이중에는 재벌그룹회장 운동선수 역대장군 장씨인 등 이름만 대면 알 수 있는 유명인도 상당수 있다.

양생학회 윤청회장

특히 윤씨의 자율진동은 과학인 사실에 기초를 두고 있는데 배우면 누구나 쉽게 건강을 유할 수 있는 비결을 터득할 수가 어 일반인들사이에 빠른 속도로 처파되고 있다.

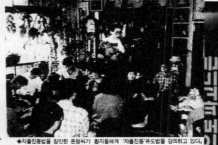

◆자율진동법을 창안한 윤청씨가 환자들에게 '자율진동'유도법을 강의하고 있다.

윤청 양생학회장 17년째 보급운동

잠재된초능력 끌어내 고피질 자극

1997년 8월 9일 토요일 경향신문

인물광장

"사람은 누구나 自家치유 능력있어"
'腸腦혁명' 펴낸 윤청 양생학회장

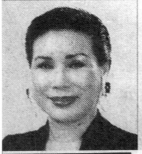

『사람은 누구나 스스로를 치유할 수 있는 능력을 가지고 있어요. 「할수있다」는 신념만 있으면 병이나 외부환경에서 오는 스트레스 등은 상당 부분 극복될 수 있습니다』

최근 「장뇌(腸腦)혁명」(답게 케)이란 책을 펴낸 윤청(尹淸·59) 시단법인 친구양생학회장. 그는 기

대구일보 일과 꿈

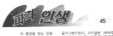

1998년 2월 13일 금요일 대구일보 제8780호

1998년 2월 13일 금요일 TG스페셜 11

元氣와 우주의 天氣 연결하는 '인간퓨즈'
'氣'로 병고치는 '기센' 여걸

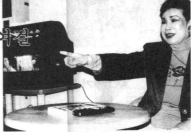

파격 인생 45

기 의학의 신지평 '자율진동법' 창시자
윤 청

을

자가방식대로 살다보니
환갑 맞은 나이에도
모습과 생각은 신세대

학창시절엔 배구선수

학

공대시생이데니, 다시절에 1학년때부터 사람들이 뭐라 말기고 불을 받는 한 원을 대신하게 환경을막미, 자신이 운동하 불굴의 모두스로도 장상발 등의

자가방식대로 살다보니
환갑 맞은 나이에도
모습과 생각은 신세대

자율진동법이란

자율진동법은 무엇인가. 그녀가 사실 이름으로 부르게 끝냈기에 근대 생긴 이름. 그녀

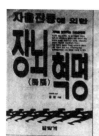

기획특집 자율진동에 의한 장뇌혁명

현대의학으로는 도저히 고칠 수 없는 암, 심장병, 당뇨, 간경화, 소아마비 등 각종 불치병을 고칠 수 있다고 주장하는 사람이 있다. 마음속에 잠재된 초능력을 일깨워 줌으로써 병을 치유하는 기적을 불러일으킨 한국자율진동기공회의 윤청 회장(전화 02-790-5533, 711-7809). 그가 최근 〈자율진동에 의한 장뇌혁명〉(도서출판 답게)을 펴내 화제가 되고 있다. 〈자율진동에…〉는 자율진동 건강법을 통해 불치의 병을 유발케 하는 인간의 대뇌 신피질, 즉 정신작용을 억제하는 과로와 스트레스로부터 해방되어 대뇌를 안정시키고 뇌간을 부활시키는 방법을 소개하고 있다.
〈정리/조원호 기자〉

사람은 기가 있어야 한다. 기
(사진은 기를 이용한 자율진동법
고 있는 모습)

인간은 자신의 몸에 생기는 질병을 스스로 고칠 수 있는 치유능력을 가졌다. 스스로 치유능력을 발현시키는 뇌간(무의식층)과 이를 뒤덮고 있는 고피질이 생명력을 만들어 낸다.
그런데 환경공해와 정신적인 자극, 충격 등 같은 스트레스로 인해 있음, 위축되어 그 기능을 완전 발휘할 수 없기 때문에 각종 질병에 걸리게 되는 것이다. 정신을 자제하는 대뇌를 휴사시키지 않는다면 인간은 누구나 천수를 누릴 수 있다.
자율진동법은 고피질을 통해서 스트레스받은 뇌간에 생명력을 넣어준다. 때문에 불치병도 치유가 가능한 것이다.

파동은 우주 생성 원리

자율진동법 이론근거는 과학적으로, 생리학적으로 증명하기 위하여 예시해야 할 주요 문제가 있다. 즉 진동이라는 수단은 무엇이

며, 진동과 뇌세포와의 특수한 관 분리되어 나가기 때문에 그 극에 먼 마음이 안정되고 손끝이 저리계가 하는
우주의 만유는
하고 있다. 오늘날
를 증명하기 훨씬
하인 이하에서 심
억하이 이러한
내세우는 것은
로, 양의에서 시
필폐로 세분되어
개가 수여, 수만
나가도 꼭 같은

초능력 일깨워줘
암 심 당 장 뇨 난치병 치유

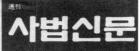

케이블TV의 新文化 창출 CATV CATV방송저널 6월15일 창간

LAW weekly News

사법신문

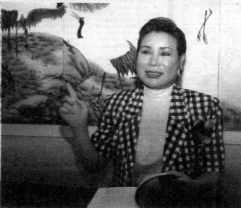

직접 인터뷰 윤청 한국자율진동기공

금주의 인물/윤 청 법무부 서울보호관찰소 총연합회 여성 위원장

생명애착은 인간의 근원적 추구

이기민 해민 자연
우리 몸에는 모든
있는 능력이 있
극대화시켜 주기에
가 된다.
—자율진동법을
중요하게 생각되는
▲치유확산과 정
다. 경우에 따라
정신의 집중하면
을 느낄 수 있다.
가 미치 종교집단
현상시키지만 자율
와 전혀 관계없음
▲자율진동법을
발전 계기가 있는
▲지난 65년 결혼

"소아마비 아들
자율진동으로 고쳤어

윤청은 30년동안 불치병에 걸린 환자 3만명 가량을 자율진동법으로 치유하는 기적을 보여준 인물. 소아마비였던 아들의 건강을 '자율진동'으로 되찾게 된 것은 물론 이를 계기로 수많은 사람의 건강을 되찾게 해줬다. 다음은 그녀와의 일

—자율진동법이란 무엇인가.
▲인간에겐 스스로 병을 치유할 수 있는 능력을 갖고 있는 뇌간(과피질)의 경우 현대인의 경우 환경공해와 스트레스·정신적인 자극

이 아들 중 한 명이
도 도저히 고칠 수
로 길을 수 있게 되
아마비를 고칠 방법을
하던 끝에 동시양의
했다. 수기자임요법으
이로 포택이, 심지어
법 등을 전공하면서
공법 간다. 대부분한
고단가기 쉽고, 이 같
동법을 터득하게 됐다
—바쁘게 살아가
건강을 지킬 수 있는

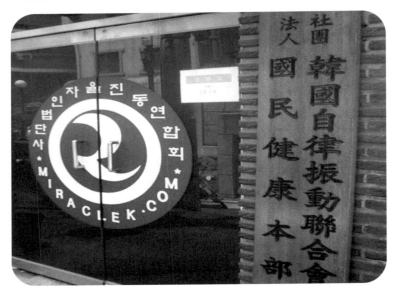

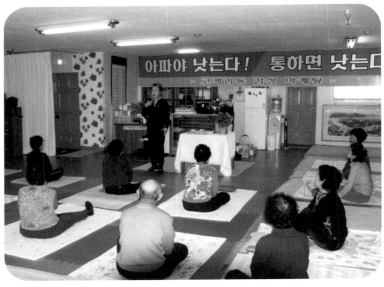

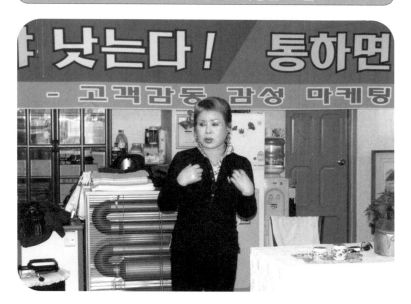

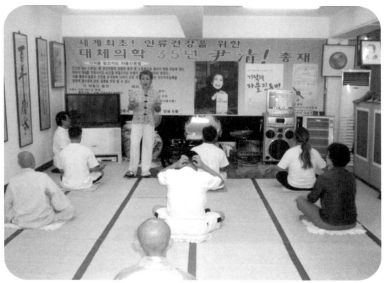

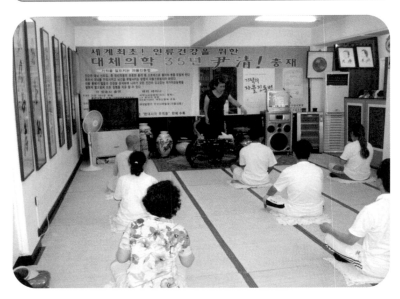

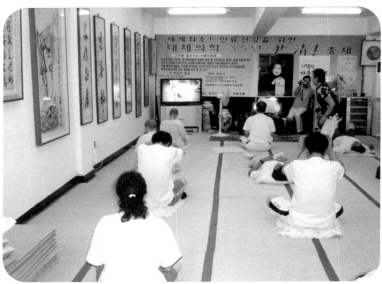

세미나 · 진동수련 · 환자상담 모습

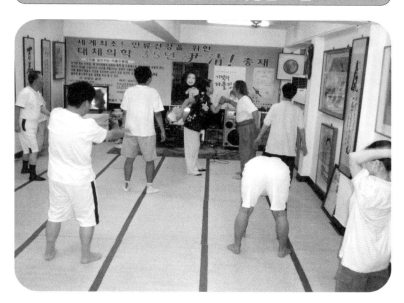

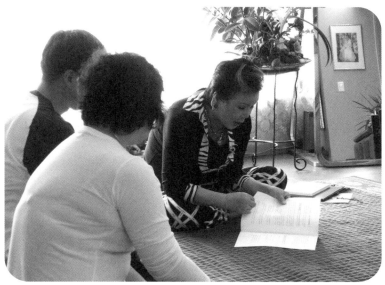

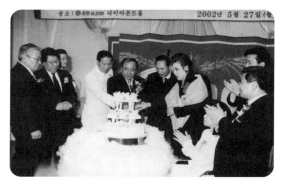

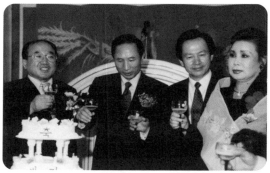

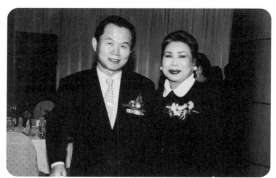

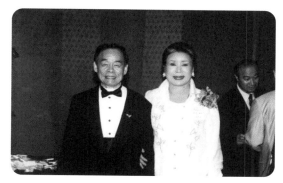

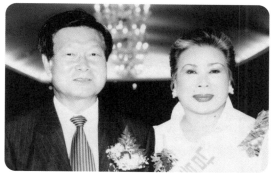

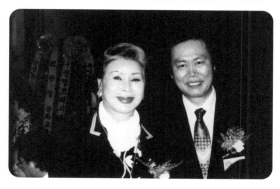

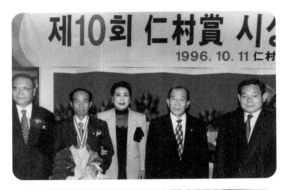

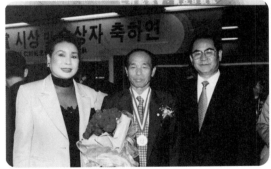

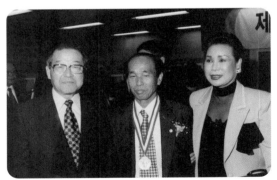

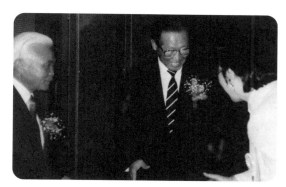

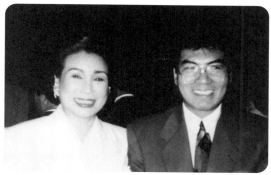

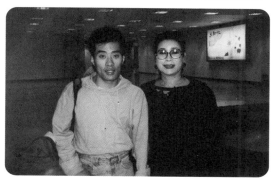

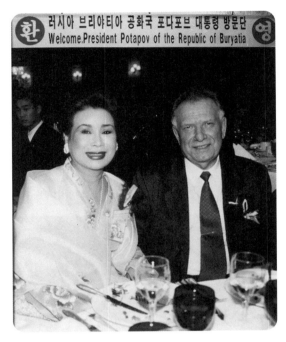

러시아 브리야티아 공화국 포다포브 대통령 방문단
Welcome.President Potapov of the Republic of Buryatia

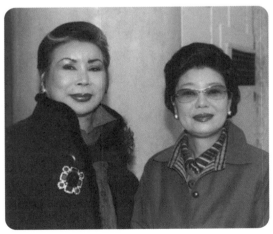

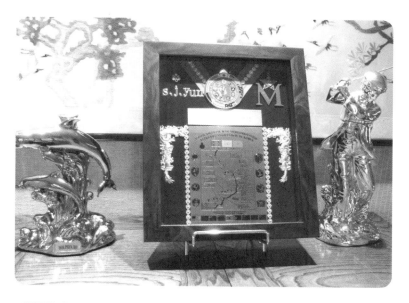

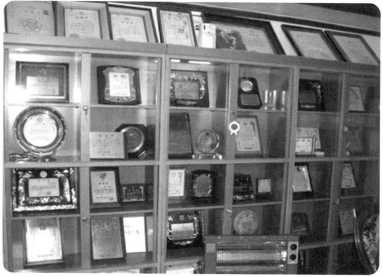

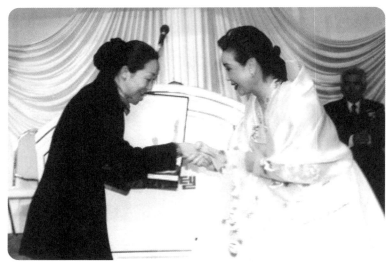

▲ 사단법인 국제 PTP 회장 활동 모습

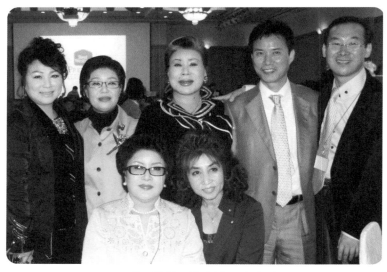

▲ 제16회 한 · 일 문화 교류의 밤

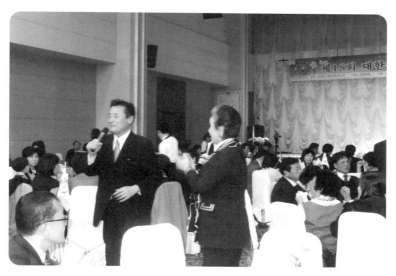

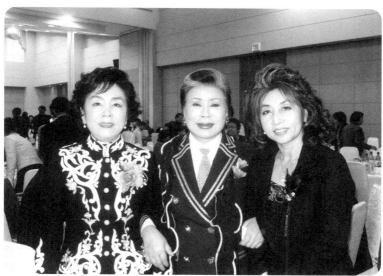

▲ 무궁화 평화 대상 시상식

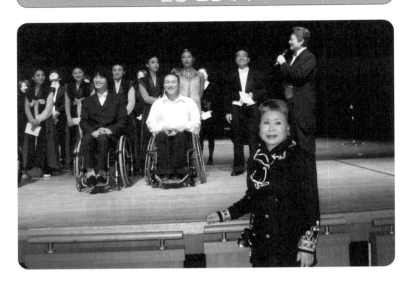

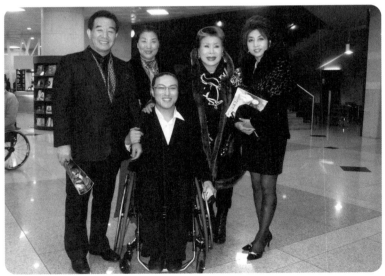

▲ "무용과 음악 휠체어를 타다" 공연장에서

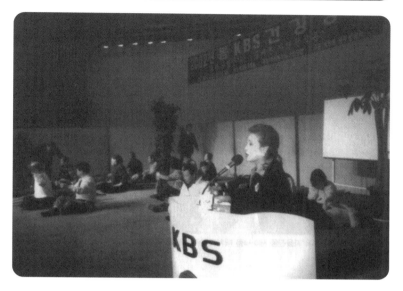

▲ KBS 초청으로 자율진동운동법 특강을 하고 있는 윤총재

저 자 와
협의하여
인지 생략

자율진동법

지은이 | 윤청
펴낸이 | 一庚 張少任
펴낸곳 | 도서출판 답게
초판 인쇄 | 2012년 12월 5일
재판 증보 3쇄 | 2024년 4월 25일
등 록 | 1990년 2월 28일, 제 21-140호
주 소 | 04975 서울특별시 광진구 천호대로 698 진달래빌딩 502호
전 화 | (편집) 02) 469-0464, 02) 462-0464
        (영업) 02) 463-0464, 02) 498-0464
팩 스 | 02) 498-0463
홈페이지 | www.dapgae.co.kr
e-mail | dapgae@gmail.com, dapgae@korea.com
ISBN 978-89-7574-286-6
ⓒ 2012, 윤청
나답게·우리답게·책답게